ANATOMIA E ALONGAMENTOS ESSENCIAIS PARA CORRIDA

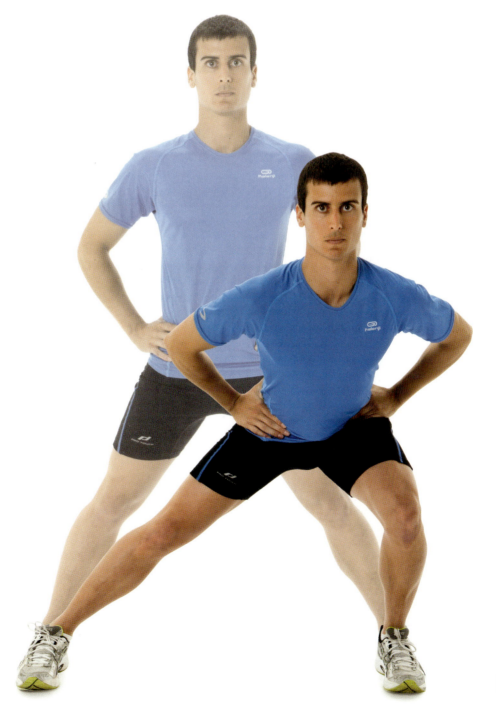

Título do original em espanhol: *Anatomía & 100 estiramientos esenciales para running*
Copyright © 2015 Editorial Paidotribo – Direitos exclusivos de edição para todo o mundo.
Publicado por Editorial Paidotribo, Badalona, Espanha. Todos os direitos reservados.

Edição brasileira: copyright © 2015 Editora Manole Ltda.

Este livro contempla as regras do Novo Acordo Ortográfico da Língua Portuguesa.

Editor gestor: Walter Luiz Coutinho
Editora de traduções: Denise Yumi Chinem
Produção editorial: Priscila Pereira Mota Hidaka e Cláudia Lahr Tetzlaff
Assistência editorial: Gabriela Rocha Ribeiro e Michel Arcas Bezerra

Tradução: Iracy Borges
Revisão científica: Ana Paula da Silva Azevedo
    Pesquisadora e pós-doutoranda do Laboratório de Biomecânica da Escola de
       Educação Física e Esporte da Universidade de São Paulo (EEFEUSP)
    Mestre e Doutora em Biodinâmica do Movimento pela EEFEUSP
    Bacharel e licenciada em Educação Física pela EEFEUSP
    Membro do corpo docente da Universidade Paulista (UNIP), do curso de
       pós-graduação em Biomecânica da Universidade Estácio de Sá e do
       Centro de Estudos de Fisiologia do Exercício e Treinamento (CEFIT)
    Professora efetiva de Educação Física da rede estadual de ensino
       em São Paulo (Ensinos Fundamental e Médio)

Capa para a edição brasileira: Vinicius Asevedo Vieira
Diagramação: TKD Editoração Ltda.

Projeto e realização: Editorial Paidotribo
Textos: Guillermo Seijas
Projeto gráfico: Toni Inglès
Ilustrações: Myriam Ferrón
Fotografias: Nos i Soto

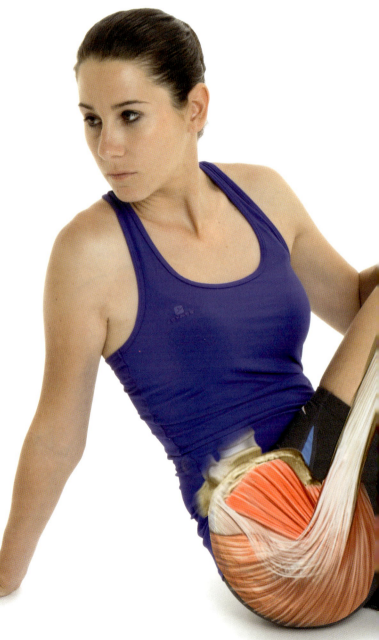

Dados Internacionais de Catalogação na Publicação (CIP)
(Câmara Brasileira do Livro, SP, Brasil)

Seijas, Guillermo
   Anatomia e alongamentos essenciais para corrida /
Guillermo Seijas ; [tradução Iracy Borges]. --
Barueri, SP : Manole, 2015.

   Título original: Anatomia & 100 estiramientos
esenciales para running.
   Bibliografia.
   ISBN 978-85-204-4383-5

   1. Alongamento (Fisiologia) 2. Alongamento -
Exercícios 3. Anatomia 4. Corrida - Aspectos
fisiológicos 5. Corrida - Treinamento
6. Fisiologia humana I. Título.

15-02454   CDD-613.11

Índices para catálogo sistemático:

1. Alongamento e esportes : Promoção da saúde
   613.11

Nenhuma parte deste livro poderá ser reproduzida, por qualquer processo,
sem a permissão expressa dos editores.
É proibida a reprodução por xerox.
A Editora Manole é filiada à ABDR – Associação Brasileira de Direitos Reprográficos.

Edição brasileira – 2015

Direitos em língua portuguesa adquiridos pela:
Editora Manole Ltda.
Av. Ceci, 672 – Tamboré
06460-120 – Barueri – SP – Brasil
Fone: (11) 4196-6000
Fax: (11) 4196-6021
www.manole.com.br
info@manole.com.br

Impresso na Espanha
Printed in Spain

Paidotribo agradece a colaboração nesta obra de Anna Baeza Dalmau, Sergi López Borrego,
Noemí Morales Lorenzo e Jordi Pradell Pascual.

Prefácio

Poucas coisas nos proporcionam tanto prazer e bem-estar como a prática esportiva. O orgulho de completar uma prova difícil, a satisfação de concluir um treinamento no qual sabemos que nos empenhamos ao máximo, a superação dos próprios limites e a luta constante para melhorar; não existe sensação, nem atividade alguma, que nos faça sentir mais plenos. Nesse sentido, todo esporte é gratificante, mas poucos nos dão tanto por tão pouco como a corrida. Qualquer momento é bom para calçar os tênis e sair para correr, sem grandes preliminares, sem equipamentos complexos, sem instalações especializadas nem barreiras entre o próprio indivíduo e o asfalto, caminho ou campo aberto.

Sua simplicidade, polivalência e adaptação a qualquer atleta e nível fazem da corrida um dos melhores caminhos rumo à superação pessoal. No campo, na cidade, na praia, não importa; dar o primeiro passo é o único requisito para ser um corredor. Talvez aguentemos apenas 5 minutos na primeira vez, mas a progressão ascendente e a melhora não demorarão a chegar, e não levará muito tempo até que possamos prolongar o ritmo de corrida durante 30 ou 40 minutos, participar de provas populares e muito mais — cada um impõe seus limites.

Mas não nos enganemos — toda prática esportiva implica um risco, e a corrida não é uma exceção. Com o tempo, podem aparecer problemas articulares, sobrecargas musculares ou, simplesmente, podemos descobrir que nosso desempenho atingiu o máximo e isso nos desmotive ou nos obrigue a renunciar ao esporte. Por isso, torna-se importante dispor do conhecimento necessário antes de iniciá-lo e empregar os métodos e técnicas adequados para minimizar esses riscos.

Neste livro, você encontrará conceitos técnicos sobre a corrida que o ajudarão a melhorar seu estilo e desempenho, proporcionando-lhe uma ótima economia de corrida; uma análise da biomecânica básica da corrida e os requisitos musculares em cada momento dela, assim como uma seleção completa dos alongamentos mais adequados para as exigências físicas que ela acarreta, enfatizando, especialmente, os grupos musculares que tendem a sobrecarregar e fatigar com mais frequência. Você aprenderá qual maneira de alongar é mais adequada em cada momento, como executar os diferentes alongamentos sem correr riscos desnecessários e, até mesmo, quais poderão ser mais úteis em muitas das modalidades de corrida mais populares.

Por último e para que você já possa alongar-se em sua próxima corrida, incluímos uma seleção de programas de alongamentos pré-elaborados em função do momento e do tempo de que você dispõe para realizá-los.

Todos esses conhecimentos são orientados para melhorar sua experiência esportiva, seu desempenho e, definitivamente, para que você desfrute de uma longa e completa vida esportiva como corredor.

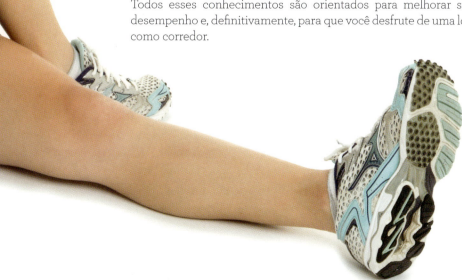

Sumário

Como usar este livro	6
Atlas anatômico, localização dos músculos	8
Planos de movimento	10

As origens da corrida	12
Biomecânica da corrida	16
Benefícios dos alongamentos na corrida	23

■ ALONGAMENTOS DINÂMICOS NO AQUECIMENTO PARA A CORRIDA — 27

Fundamentos dos alongamentos dinâmicos	28
1 Cata-vento	30
2 Flexões laterais de tronco com marcha	31
3 Arco cruzado	32
4 Tesoura	33
5 Movimento de braços alternados	34
6 Flexão lateral de tronco	35
7 Circundução de quadril	36
8 Borboleta	37
9 Passadas com giro	38
10 Rotação de tronco	39
11 Balanço de perna	40
12 *Slalom*	41
13 Circundução de tornozelo	42
14 Flexão de quadril assistida	43
15 *Step*	44
16 Passo militar	45

■ ALONGAMENTOS ESTÁTICOS POSTERIORES À PRÁTICA DA CORRIDA — 47

Fundamentos dos alongamentos estáticos	48
Alongamentos para o tronco	50
TRAPÉZIO	
17 Tração com braços cruzados	52
LATÍSSIMO DO DORSO	
18 Flexão de ombros com as mãos cruzadas	53
19 Inclinação do braço elevado	54
20 Flexão lateral do tronco	55
21 Deslizamento de lado	56
22 Tração unilateral com suporte	57
RETO DO ABDOME	
23 Extensão da coluna em decúbito ventral	58
OBLÍQUOS	
24 Rotação de tronco com apoio	59
25 Rotação de tronco com bastão	60
26 Rotação de tronco no solo	61
27 Crucifixo deitado	62

QUADRADO DO LOMBO	
28 Crucifixo em pé	63

■ Alongamentos para membros superiores, ombros e peitorais — 64

DELTOIDE	
29 Extensão de ombros bilateral	66
30 Posição do pássaro	67
31 Extensão de ombros com suporte	68
PEITORAL	
32 Tração posterior assistida	69
ROTADORES	
33 Tração anterior do cotovelo	70
BÍCEPS BRAQUIAL	
34 Extensão de ombros assistida	71
TRÍCEPS BRAQUIAL	
35 Tração posterior com os dedos	72
36 Tração posterior do cotovelo	73

■ Alongamentos para o quadril — 74

ADUTORES	
37 Borboleta estática	76
38 Abdução de quadril com suporte	77
39 Abdução de quadril alternada	78
40 Borboleta deitado	79
ABDUTORES	
41 Adução com apoio de lado	80
42 Cruzamento posterior do pé	81
43 Cruzamento posterior do pé com suporte	82
PSOAS	
44 Posição de cavaleiro	83
45 Passada baixa	84
GLÚTEOS	
46 Alongamento deitado com perna cruzada	85
47 Tração de perna cruzada	86
48 Tração de joelho deitado	87
49 Tração de joelho em direção ao tórax	88
PIRAMIDAL	
50 Cadeira	89
51 Tração em direção ao tórax, deitado	90
52 Cadeira com suporte	91

■ Alongamentos para os membros inferiores — 92

QUADRÍCEPS FEMORAL	
53 Inclinação posterior	94
54 Flexão assistida de joelho	95
55 Flexão de joelho em decúbito lateral	96

56 Flexão de joelho em pé com suporte 97
57 Posição de cavaleiro com tração 98

POSTERIORES DA COXA
58 Flexão de quadris 99
59 Tração do pé com toalha 100
60 Flexão de quadril com suporte 101
61 Flexão de quadril assistida, deitado 102
62 Flexão de quadril assistida, em pé 103
63 Agachamento com perna avançada 104
64 Alongamento sentado com as pernas em V 105
65 Flexão unilateral de quadril sentado 106

GASTROCNÊMIO
66 Dorsiflexão do tornozelo deitado 107
67 Posição de flexão 108
68 Tração da ponta do pé 109
69 Impulsão de suporte fixo 110
70 Dorsiflexão assistida do tornozelo 111
71 Flexão com inclinação 112
72 Posição de largada 113
73 Tração bilateral com toalha 114

SÓLEO
74 Posição de cócoras 115
75 Posição de "às suas marcas" 116
76 Posição de arremesso de peso 117
77 Tração dos pés sentado 118
78 Descida com suporte 119
79 Dorsiflexão forçada 120
80 Apoio sobre *step* 121

TIBIAL ANTERIOR
81 Encolhimento de pernas 122
82 Alongamento sentado com a perna sobre a coxa 123
83 Alongamento na posição ajoelhada 124
84 Alongamento em quatro apoios recuado 125
85 Passo de dança 126
86 Apoio posterior elevado 127
87 Perna cruzada em apoio bipedal 128

FIBULARES
88 Inversão do tornozelo sentado 129
89 Inversão do tornozelo em pé 130
90 Tração com perna alongada 131

FÁSCIA PLANTAR
91 Avanço com flexão de joelhos 132
92 Apoio nos dedos do pé 133
93 Tração com uma mão 134
94 Apoio sobre joelhos 135

■ **ALONGAMENTOS PARA OS MÚSCULOS RESPIRATÓRIOS** 137
Fundamentos dos alongamentos para os músculos respiratórios 138
95 Expansão da caixa torácica 140
96 Tração de cotovelos assistida 141
97 Posição de nadador 142
98 Tração das pernas 143
99 Inclinação lateral da cabeça 144
100 Elevação do queixo 145

Rotinas 146
Índice de músculos 150
Bibliografia 152

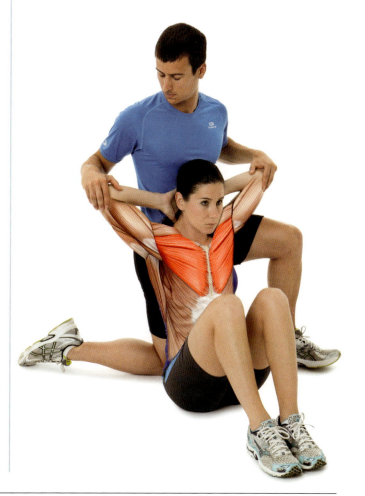

Sumário / 5

Como usar este livro

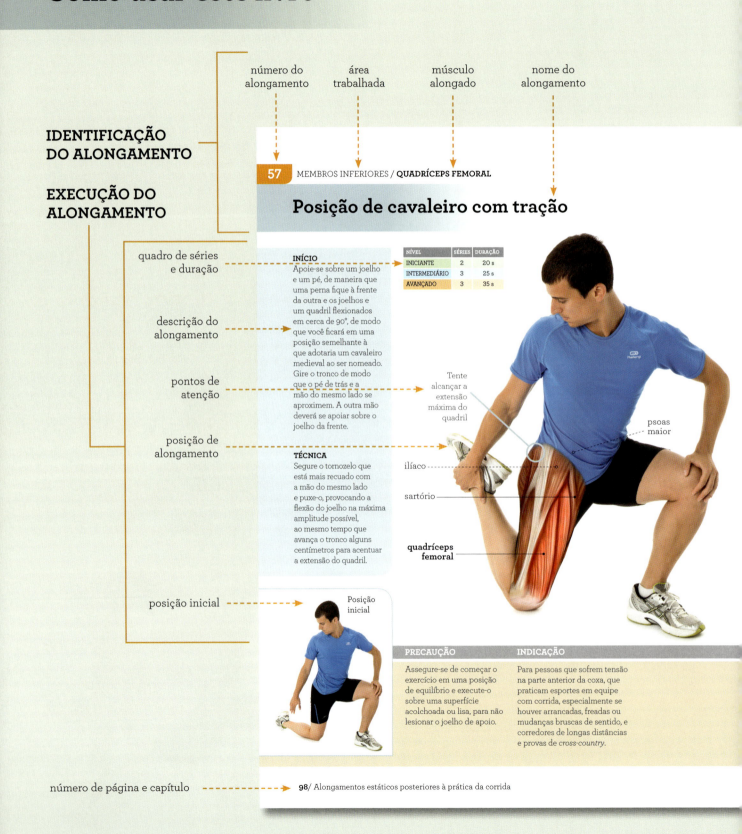

6 / Como usar este livro

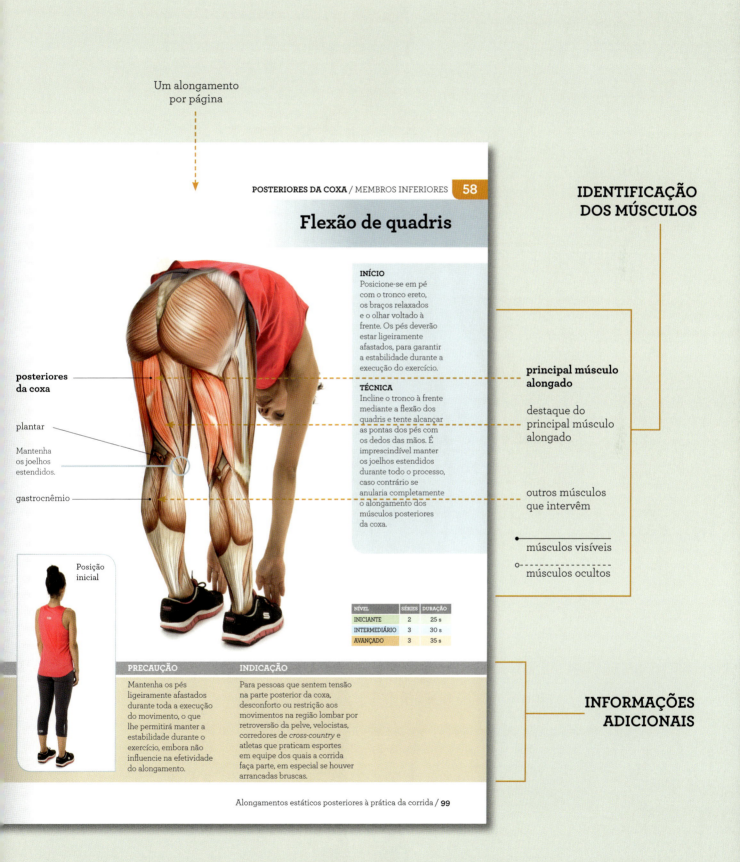

Atlas anatômico
localização dos músculos

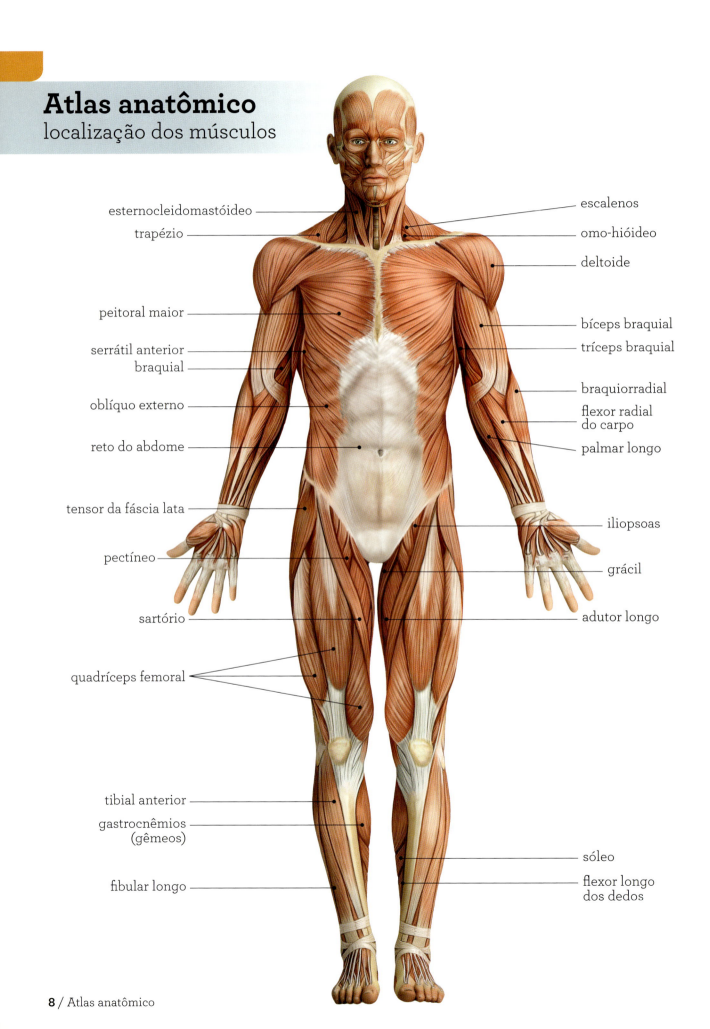

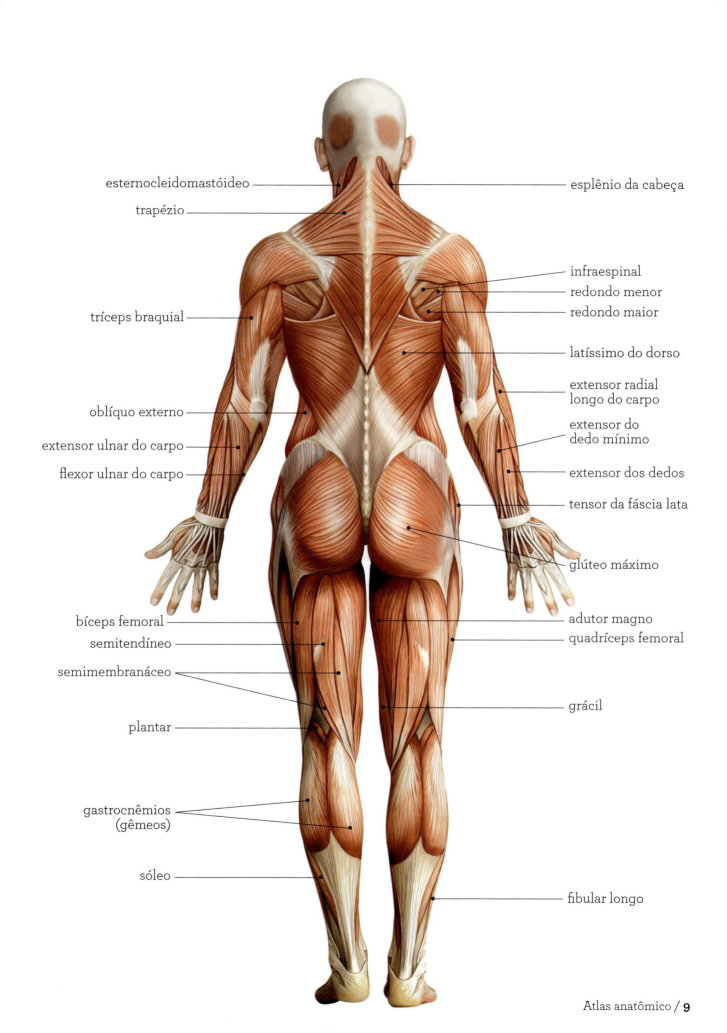

Planos de movimento

Antes de começar, é conveniente esclarecer uma série de termos referentes ao movimento corporal que aparecerão de forma recorrente ao longo do livro. Sem conhecer a nomenclatura básica dos movimentos, será difícil compreender a descrição detalhada dos exercícios. Alguns desses termos, como flexão ou extensão, são de uso comum, mas outros, como inversão, eversão, adução ou supinação, costumam ser utilizados em âmbitos mais restritos, de modo que repassar seu significado pode ser de grande ajuda.

A primeira coisa que devemos saber é que os movimentos corporais são produzidos em três planos distintos, que são o plano frontal, o sagital e o transverso. A cada um desses planos corresponde um determinado grupo de movimentos, como veremos a seguir. Podemos partir da posição anatômica básica, que aparece na imagem, para compreendê-los.

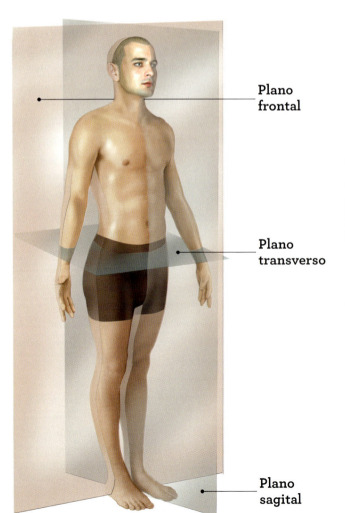

Plano frontal

Plano transverso

Plano sagital

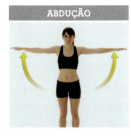
ABDUÇÃO

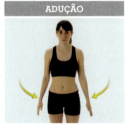
ADUÇÃO

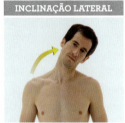
INCLINAÇÃO LATERAL

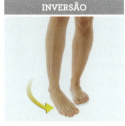
INVERSÃO

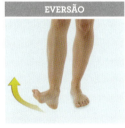
EVERSÃO

PLANO FRONTAL
Divide o corpo em uma parte ventral e outra dorsal, isto é, anterior e posterior; o tórax e o abdome situam-se na parte ventral, ao passo que a nuca, as costas e os glúteos localizam-se na parte dorsal. Os movimentos do plano frontal são:

Abdução. É o movimento por meio do qual afastamos um membro em relação ao eixo central do corpo. É facilmente percebido nas vistas anterior ou posterior do corpo, uma vez que a variação na silhueta a partir dessas perspectivas é notável. Para abrir os braços para os lados, alinhados com os ombros, realizamos a abdução dessas articulações.

Adução. Movimento por meio do qual aproximamos um membro ao eixo central do corpo, isto é, o movimento oposto à abdução. Se estamos com os braços abertos e os abaixamos, trazendo-os de volta junto ao corpo, realizamos uma adução dos ombros.

Inclinação lateral (ou flexão lateral). Por meio deste movimento inclina-se a cabeça, o pescoço ou o tronco para o lado. Se ao adormecermos sentados nossa cabeça e pescoço penderem para um dos lados, isso ocorre por meio da inclinação lateral.

Inversão. Embora este movimento não pertença unicamente ao plano frontal, é nele que predomina. A inversão do pé ocorre quando a ponta e a planta voltam-se para dentro, ao mesmo tempo que se produz a flexão plantar.

Eversão. É o movimento no qual a ponta e a planta do pé posicionam-se para fora, ao mesmo tempo que se produz a dorsiflexão.

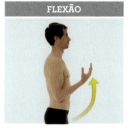
FLEXÃO

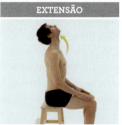
EXTENSÃO

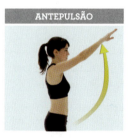
ANTEPULSÃO

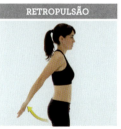
RETROPULSÃO

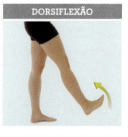
DORSIFLEXÃO

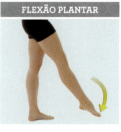
FLEXÃO PLANTAR

PLANO SAGITAL
Divide o corpo em duas metades: direita e esquerda. Os movimentos deste plano são mais bem percebidos na vista lateral do corpo, observando-o de perfil. Neste plano se destacam os seguintes movimentos:

Flexão. Movimento por meio do qual avançamos uma parte do corpo em relação ao eixo central (ou por meio do qual o ângulo relativo entre dois segmentos adjacentes diminui). Por exemplo, se flexionamos o cotovelo, avançamos o antebraço em relação ao eixo central. Há exceções a essa definição, como a flexão do joelho ou a flexão plantar do tornozelo.

Extensão. Movimento por meio do qual recuamos uma parte do corpo em relação ao eixo central ou a alinhamos com ele (ou por meio do qual ocorre o aumento do ângulo relativo entre dois segmentos adjacentes à medida que se alinham com o corpo, retornando à posição anatômica). Por exemplo, se ao estar em pé olharmos para cima, teremos necessariamente que realizar uma extensão da parte cervical da coluna. Novamente, o joelho é uma exceção.

Antepulsão. É equivalente à flexão, mas aplicável unicamente ao movimento do ombro.

Retropulsão. Equivalente à extensão, mas aplicável apenas ao movimento do ombro.

Dorsiflexão. Movimento de flexão, aplicável unicamente à articulação do tornozelo.

Flexão plantar. Termo com que se designa o movimento do tornozelo equivalente à extensão.

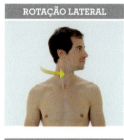
ROTAÇÃO LATERAL

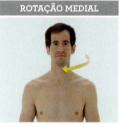
ROTAÇÃO MEDIAL

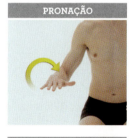
PRONAÇÃO

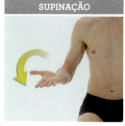
SUPINAÇÃO

PLANO TRANSVERSO
Divide o corpo em uma parte superior e uma inferior. Os movimentos deste plano são facilmente percebidos a partir de qualquer ponto, embora um pouco melhor a partir das vistas superior ou inferior do corpo, e são os seguintes:

Rotação lateral. É o movimento por meio do qual realizamos um giro de uma parte do corpo para fora e sobre seu próprio eixo. Se nos encontramos sentados à mesa e a pessoa que está ao nosso lado nos dirige a palavra, realizaremos uma rotação lateral do pescoço para olhar para ela enquanto fala.

Rotação medial. É o movimento oposto ao anterior, já que implica um giro de uma parte do corpo para dentro e sobre seu próprio eixo. Ao finalizar a conversa com a pessoa que está sentada ao nosso lado, realizaremos uma rotação medial do pescoço para voltar nosso olhar para a frente.

Pronação. No caso do membro superior, movimento de rotação do antebraço por meio do qual colocamos o dorso da mão para cima e a palma para baixo. Quando usamos uma faca ou um garfo para manipular os alimentos que estão em um prato, as mãos se encontram em pronação.

Supinação. No caso do membro superior, movimento oposto ao anterior que implica a rotação do antebraço, por meio da qual colocamos as palmas das mãos para cima. Por exemplo, para pegar um punhado de sementes, colocamos as mãos em cuia, com as palmas para cima (em supinação), para que não caiam.

Planos de movimento / 11

As origens da corrida

A corrida é uma das práticas esportivas mais populares atualmente. É um fenômeno que move centenas de milhares de pessoas em todo o mundo e cujas categorias ou modalidades se contam às dezenas. A variedade das provas não depende apenas das distâncias que serão percorridas, mas também do fato de que podemos encontrar mudanças no equipamento, tipo de superfície, existência ou ausência de obstáculos, desnível e, até mesmo, combinação com outras modalidades.

Correr não é novidade. Nossos ancestrais, os primeiros a se deslocarem em apoio bipedal, já faziam uso da marcha e da corrida para sua sobrevivência. Os primeiros hominídeos empregavam a corrida tanto para evitar seus predadores como para caçar suas presas, e até mesmo para percorrer grandes distâncias em busca de áreas onde o alimento e a água fossem mais abundantes.

Em um primeiro momento, pode parecer que o ser humano não é o animal mais adaptado à corrida, visto que os homens mais rápidos do mundo, como o velocista Usain Bolt, alcançam apenas 40-45 km/h, e os que praticam a corrida de forma mais modesta não costumam superar os 35 km/h. Essa não é uma velocidade excessivamente alta e, inclusive, pode ser frustrante se levarmos em consideração que um gato pode alcançar 48 km/h, um rinoceronte 40 km/h, para não mencionar outras espécies, como o leão, que pode chegar a 80 km/h, ou o guepardo, com seus surpreendentes 114 km/h. O fato é que até mesmo animais que alcançam apenas um décimo do nosso peso e tamanho são mais velozes do que nós. Assim, se considerarmos que a maioria dos predadores e presas em potencial de nossos ancestrais era mais veloz que nós, parece sensato pensar que, se um dia nos encontrássemos cara a cara com um predador, mais valeria subir em uma árvore do que sair correndo.

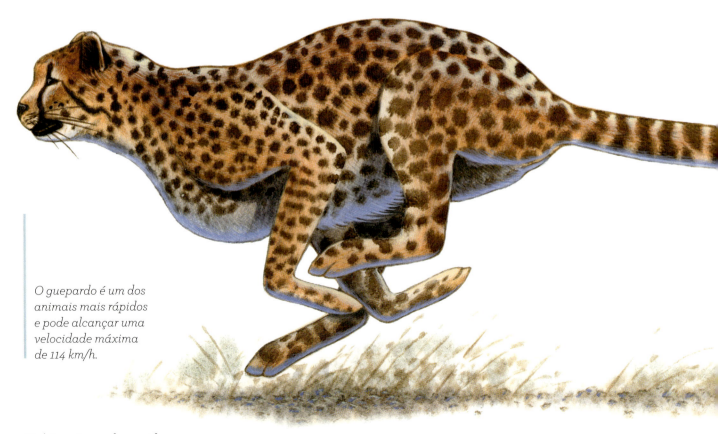

O guepardo é um dos animais mais rápidos e pode alcançar uma velocidade máxima de 114 km/h.

As condições genéticas e ambientais de quenianos e etíopes fazem deles corredores excepcionais.

A vantagem de nossos antepassados para fugir, como vimos, não era a velocidade, mas sim sua posição em apoio bipedal, o que lhes permitia esquadrinhar o horizonte e detectar um perigo muito antes que ele se achasse suficientemente perto para ter de correr.

De fato, o homem é mesmo um corredor nato, mas não um velocista. Os primeiros hominídeos não alcançavam suas presas graças à sua velocidade, mas sim à sua resistência, e, por certo, à sua inteligência. A realidade é que o homem é capaz de percorrer distâncias muito longas aceleradamente, e nisso se diferencia da maioria dos animais terrestres.

Hoje em dia, sem ir mais longe, encontramos povos que fizeram da corrida uma forma de vida. A etnia *kalenjin* do Quênia, que habita o vale de Rift, é uma amostra disso. Ao longo de sua história têm percorrido grandes distâncias a pé para cumprir as tarefas cotidianas mais simples, como buscar água ou levar uma mensagem a um povoado vizinho. A necessidade de correr e a vida nas alturas os adaptaram ao máximo à corrida, até o ponto de tornar o país uma fonte inesgotável de campeões nas provas internacionais de fundo. Tanto o Quênia como seu país vizinho, a Etiópia, são berços de grandes maratonistas, como Haile Gebrselassie ou Patrick Makau, mostras vivas de que o homem é um corredor de longa distância.

Do outro lado do mundo, em Sierra Madre Occidental, no México, encontramos outro povo especialmente adaptado à corrida, os *tarahumara* ou *rarámuris*, e podemos ver características do entorno que são comuns às dos corredores *kalenjin*. Para começar, vivem em áreas com difícil comunicabilidade e com poucos recursos, o que os obriga a realizar longos trajetos a pé para conseguir recursos básicos para a vida diária. Além disso, por se tratar de uma região montanhosa, muitas das populações se encontram a uma altura considerável, como Guachochi, localizada a quase 2.400 metros acima do nível do mar, o que contribuiu para que seus habitantes se adaptassem a um ambiente duro e relativamente pobre em oxigênio. Isso lhes permitiu ser mais eficientes em sua obtenção e aproveitamento, o que os transformou em corredores fundistas únicos.

Os rarámuris ou "pés leves" correm longas distâncias calçados com simples sandálias.

As origens da corrida / **13**

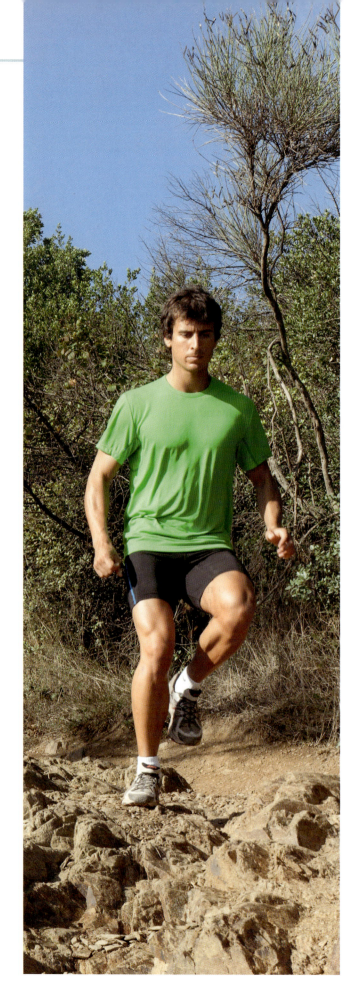

As modalidades de cross-country estão cada vez mais populares entre os corredores.

No caso dos *tarahumara*, a tudo isso soma-se um fato cultural, embora não desvinculado da vida árdua que o entorno exige deles; trata-se de uma das atividades coletivas mais importantes que realizam: o jogo das bolas, em que vários indivíduos correm, em algumas ocasiões até 200 km, chutando uma bola. O jogo pode se estender por até dois dias e duas noites, sem que os corredores possam se deter, e, ainda que a velocidade seja inferior à média de um maratonista, a dureza do jogo é inegável; não é em vão que *rarámuris* significa "aqueles que têm pés leves".

Não podemos, portanto, ignorar que na origem e no desenvolvimento do homem a corrida teve um papel de destaque. O homem a utilizou para deslocar-se a lugares mais ricos em água e alimento, para fugir de perigos e até mesmo para caçar, chegando a alcançar seu objetivo pela fadiga total da presa.

Embora ainda existam povos para os quais a corrida é um elemento vital, em virtude da adversidade de seu entorno, no mundo desenvolvido, os indivíduos se movem em uma relativa abundância e já não existem grandes perigos ou, pelo menos, não existem perigos dos quais possamos nos livrar correndo. Porém isso nunca freou o instinto natural de correr, que o homem mostra desde sua infância. Correr é nossa brincadeira favorita desde o momento em que conseguimos nos colocar em pé, e se prolonga no tempo por meio de numerosas práticas esportivas. Não nos referimos apenas às provas de atletismo ou de corrida; corremos no futebol, basquete, beisebol, handebol, hóquei, pelota basca, e poderíamos continuar citando inúmeras outras atividades físico-esportivas. De fato, a corrida está presente na maioria das atividades esportivas que são realizadas em terra firme, embora se limite a meia dúzia de passadas em cada ocasião.

Em qualquer caso, quando o homem não tem necessidade de correr para sobreviver, o faz por prazer. Como já ocorria na Grécia antiga ou no Egito dos faraós, o esporte e a corrida têm sido formas de jogo, de competição e, até mesmo, uma maneira de obter prestígio social.

Nos dias atuais, a corrida é uma tendência em alta e tecnicamente simples: até quem calça os tênis pela primeira vez pode prolongar o ritmo de corrida durante alguns minutos. É uma prática esportiva ao alcance de todos, já que basta sair à rua para correr, e o equipamento necessário, se é que se deseja usar um equipamento específico, é pouco e acessível.

A corrida vinculada ao lazer se ramificou em dezenas de variantes. Podemos encontrar as formas de corrida mais tradicionais, relacionadas com o atletismo, como os 100 metros, 200 metros e 400 metros de velocidade; corridas de meia distância (os 5.000 metros, os 10.000 metros e meia maratona) e corridas de fundo (maratona e ultramaratona).

14 / As origens da corrida

Podemos encontrar também uma série de provas populares, nas quais a participação é aberta e cuja duração e dificuldade são as mais variadas, e até mesmo algumas chegam a ser realizadas pelos túneis do metrô de determinadas cidades.

No entanto, as corridas de ultramaratona e *cross-country* têm aumentado seu número de entusiastas, apesar de serem as que apresentam maiores riscos por seu nível de exigência.

O *cross-country* é uma modalidade de atletismo na qual se percorre um circuito natural e, apesar de as distâncias não serem excessivamente longas, os desníveis e obstáculos que podem existir no terreno fazem que sejam competições muito árduas. Entretanto, os amantes da natureza as preferirão às provas sobre o asfalto, como a meia maratona.

Outra opção para os que escolherem paisagens naturais e ar um pouco mais limpo é o *trail running*, ou corrida de montanha, que poderíamos considerar como o irmão severo do *cross-country*, pois as distâncias percorridas são notavelmente maiores e os lugares percorridos mais agrestes, já que podem se estender por veredas, caminhos secundários ou até cruzar riachos. Essas provas não têm uma distância fixa, mas costumam superar 10 km, e ser de mais de 160 km nas provas de *ultra-trail running*.

Também gostaríamos de comentar sobre as provas de alta montanha ou *skyrunning*, que são aquelas que se realizam acima dos 2.000 m de altitude e por isso requerem uma preparação e uma forma física excelentes, em virtude da falta de oxigênio, embora, talvez, possam parecer uma brincadeira de criança para os *tarahumara*. Nessa modalidade, destaca-se Kilian Jornet, um atleta catalão com uma longa trajetória em provas de ultramaratona.

Isso é apenas um pequeno resumo para nos situarmos. Obviamente, deixamos de mencionar diversas provas não menos importantes que as mencionadas, com uma série de seguidores e entusiastas.

Por último, queremos advertir que, embora a corrida seja um esporte para todos, deve ser praticada com cuidado consigo mesmo e com respeito pelo esporte e pelo entorno. Correr é divertido e contribui para melhorar a forma física, mas também é uma atividade que impõe um grande impacto sobre as articulações, especialmente os joelhos. É muito recomendável usar tênis esportivos com acolchoamento no calcanhar, que amorteça os impactos sucessivos que a corrida ocasiona, e até mesmo realizar um estudo da pisada e utilizar tênis personalizados se forem percorridos mais de 30 ou 40 km por semana. Nesse aspecto, o conselho profissional é simples: fuja das modas; não utilize tênis com solas arqueadas, a não ser que veja atletas de elite usá-los em competição oficial, o que não acontecerá; não corra descalço, a menos que o faça na savana africana e exiba uma calosidade protetora em toda a planta do pé de 1 cm de espessura, o que tampouco é fácil que aconteça; não corra nas pontas dos pés porque os tendões do calcâneo não são de titânio e não poderão suportar o que nem seus joelhos suportam; e não acredite às cegas naquelas publicações cujo único fim seja vender um produto para a prática da corrida.

Um último conselho: se alguém lhe disser que, para ser mais natural, você deve correr como faziam nossos antepassados, lembre-se de que eles também andavam naturalmente nus, comiam naturalmente uma vez ao dia, quando muito, e tinham, não menos naturalmente, uma expectativa de vida inferior a 30 anos.

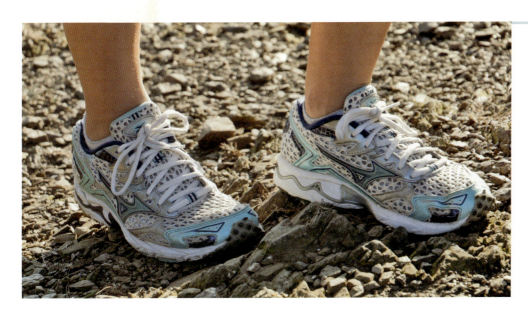

O calçado de corrida deve ser leve e ter um bom acolchoamento na sola, que permita amortecer o impacto de cada pisada.

Biomecânica da corrida

Como qualquer atleta que deseje melhorar seu desempenho, evitar lesões e prolongar sua vida esportiva, um corredor deve conhecer os elementos técnicos básicos da corrida. Não é preciso ser um competidor de alto nível ou um atleta profissional; qualquer um que se proponha a praticar a corrida esporadicamente, ou até mesmo de forma regular, mas não competitiva, deve ter conhecimentos sobre a técnica de corrida e os fatores que a influenciam.

Quantos entusiastas dos esportes de raquete padeceram de "cotovelo de tenista"? Ao consultar os estudos, você verá que os percentuais são surpreendentes. Não que essa doença possa ser evitada em todos os casos, mas, em um grande número de ocasiões, seria possível minimizá-la ou até mesmo evitá-la com uma preparação adequada e alguns conhecimentos básicos sobre biomecânica do tênis, pádel, *squash* etc. Além disso, muito provavelmente você poderá ser mais eficaz e obter melhores resultados no esporte que se proponha a praticar se conhecer como funciona o seu corpo quando o exercita, ainda que de forma resumida.

Isso pode ser aplicado a qualquer atividade física, incluindo a corrida. Obviamente, o mais simples é calçar os tênis e sair para correr apenas, o que não é ruim, já que o importante, no final das contas, é se movimentar. Se o dilema estiver entre ler um livro de corrida ou sair para correr, escolha sempre a segunda opção, embora seja quase certo que você poderia fazer as duas coisas. Porém, se começar a correr de forma mais ou menos regular, e por mais humildes que sejam seus tempos, é prudente procurar conhecimentos sobre o que está fazendo e, assim, de passagem, evitar gastos com equipamentos dos quais não necessita e possíveis lesões.

Na verdade, só é preciso prestar atenção na frase atribuída a Sócrates: "O conhecimento os fará livres." Talvez o conhecimento não nos faça inteiramente livres, mas desde já pode livrar-nos de algumas lesões e, acima de tudo, permitir-nos escolher uma forma de correr com conhecimento de causa. Os grandes campeões não o são simplesmente por sua genética única, por sua constância nos treinamentos ou por usarem os tênis autopropulsores de última geração mais divulgados nos meios de comunicação.

Fase de apoio.

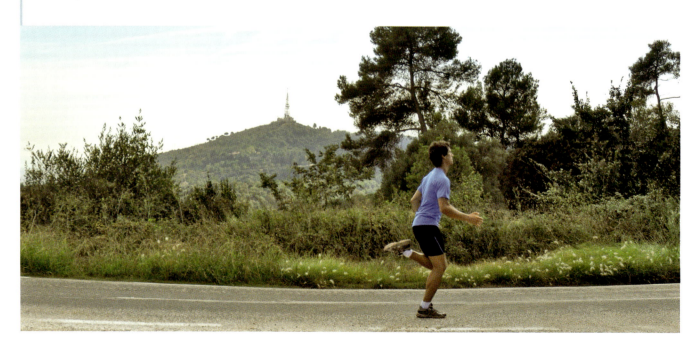

Talvez fosse assim há 50 anos, mas nos dias atuais o esporte está carregado de ciência: todos os preparadores de atletas de alto nível baseiam seus métodos em amplos conhecimentos sobre o funcionamento da mente e do corpo. Se é assim para Maurice Greene ou Paul Tergat, por que não será também para você?

Hoje a informação está mais do que nunca ao alcance das mãos, e embora a maioria de nós não possa contar com um preparador físico renomado, podemos, sim, transformar a nós mesmos em nossos melhores preparadores.

Isso não significa que haja uma única e perfeita forma de correr, mas sim que existem alguns parâmetros básicos para a corrida eficiente, aos quais cada um deve adequar seu próprio estilo. Não há dois corredores iguais e, sobretudo, não há ninguém que possua exclusivamente o estilo perfeito. Do mesmo modo que cada pessoa é diferente e única, cada corredor também o é, e deve buscar a maneira de correr mais adequada para si, observando algumas diretrizes gerais.

Assim, o passo seguinte é aprender o que acontece quando corremos, quais músculos trabalham em cada momento, quais suportam um estresse maior e, portanto, quais devem ser trabalhados de forma prioritária nas sessões de alongamentos.

Há vários momentos na corrida, e diversas classificações compatíveis podem ser encontradas quanto à sua análise, tal como comentaremos a seguir.

FASE DE APOIO E FASE AÉREA

Distinguem-se de forma simples dois momentos na corrida, que são a fase de apoio e a fase aérea:

A fase de apoio se dá enquanto o corredor mantém um pé em contato com o solo. Esta fase é a mais interessante de analisar em termos biomecânicos, já que é nela que se produzem as maiores cargas e aplicações de força, o que pressupõe um maior trabalho muscular e esforço para o corredor, e determina em grande parte a eficiência de seu estilo. Por esta fase ser de especial importância, analisaremos seus distintos momentos com detalhes mais adiante.

A fase aérea ocorre quando o corredor não está em contato com o solo, está "em voo". A marcha se distingue da corrida porque carece de fase aérea, já que sempre há, no mínimo, um pé em contato com o solo. Em nosso andar habitual, isso se torna totalmente normal e não é chamativo de modo algum, porém, se observarmos uma competição de marcha atlética minuciosamente, será possível ver na técnica dos atletas esse balanço de quadris característico, que lhes permite um deslocamento rápido enquanto mantêm sempre um pé em contato com o solo (do contrário seriam penalizados). A distância da fase aérea depende em grande parte do tipo de prova que se realiza. Quanto mais alta for a velocidade, maior percurso terão as fases aéreas, com um voo mais longo; enquanto a aproximação às provas de fundo e, portanto, a uma velocidade menor, levará por força a um voo reduzido à mínima expressão.

Fase aérea.

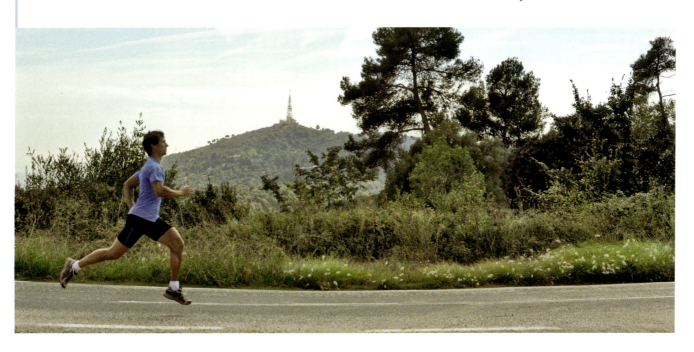

Durante a fase de apoio da corrida, distinguem-se vários momentos que analisaremos minuciosamente porque ajudarão a determinar quais grupos musculares suportam maior tensão e, portanto, em quais se deve incidir, tanto nas sessões de alongamento como no possível trabalho de reforço que se deseja realizar, em especial caso se trate de um corredor de velocidade ou que sofra sobrecargas de forma reiterada em uma região específica.

MEMBROS INFERIORES

Fase de contato ou apoio inicial e amortecimento: produz-se no momento que o pé da frente faz contato com o solo e marca o final da fase aérea e o início da fase de apoio. O pé deve fazer contato com a região média lateral da planta, a região do metatarso, embora diversos corredores realizem um apoio ligeiramente mais recuado. Esse contato pode variar em função da modalidade de corrida que se pratica, deslocando-se o apoio até a região anterior do pé, principalmente durante a aceleração nas provas de velocidade. Para que esse primeiro contato se produza tal como detalhado, os flexores dorsais do tornozelo devem intervir e, muito especialmente, o tibial anterior. Esse primeiro contato com a região mediolateral ou posterolateral do pé se converterá em um apoio com toda a planta, mediante uma leve flexão plantar do tornozelo, que em todo momento estará condicionada pela atividade do **tibial anterior**. Essa sequência constitui um dos elementos de amortecimento desse primeiro contato. Em segundo lugar, o contato nunca se produz com o joelho totalmente estendido, visto que isso seria muito traumático para todas as estruturas articulares. Se houvesse uma leve flexão no joelho, ele tenderia a se flexionar completamente após o primeiro contato com o solo. Para opor-se a essa tendência, que acabaria sem dúvida com a queda do corredor, os músculos extensores do joelho devem conter a flexão e, neste ponto, o **quadríceps femoral** desempenha um protagonismo notável. Dessa maneira, esse rápido jogo no movimento do joelho é outro fator que contribui para amortecer a força do primeiro contato com o solo. Por último, o quadril se encontra em semiflexão no momento do contato, e também terminaria em uma flexão completa se os músculos extensores do quadril não se opusessem: o **glúteo máximo**, o **glúteo médio** e os **músculos posteriores da coxa**. O quadril é, portanto, o terceiro elemento amortecedor no apoio inicial.

Fase de apoio médio: encontra-se entre o apoio inicial e a retirada do pé, e compreende essa parte do movimento em que o membro de apoio está próximo à perpendicular com o solo. Nesse trajeto, a tarefa principal de sustentação se realiza mediante a contração quase isométrica do **quadríceps femoral**, que impedirá a flexão do joelho e, portanto, a descida excessiva do centro de gravidade. Esse elemento e um bom apoio inicial contribuirão para que o corpo não abaixe e suba com cada passada, mas sim que mantenha uma linha horizontal e, com isso, a energia se inverta no deslocamento para a frente. Por outro lado, embora em menor medida, os músculos extensores do quadril continuarão trabalhando para aumentar a extensão dessa articulação. Os principais responsáveis por essa ação são o **glúteo máximo** e os **posteriores da coxa**. À medida que o corredor avança para a parte final da fase de

As fases de contato ou apoio inicial (A), apoio médio (B) e retirada do pé (C).

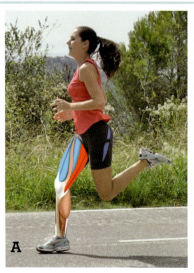 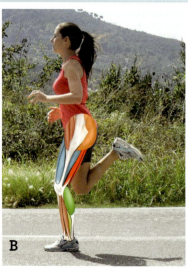 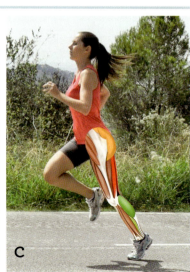

apoio médio, entram em ação os flexores plantares do tornozelo, principalmente o **gastrocnêmio** e o **sóleo**, impedindo a dorsiflexão do tornozelo e até mesmo contribuindo para que o calcanhar comece a se afastar do solo.

Fase de retirada do pé (propulsão): pressupõe o final do contato da perna de apoio com o solo. Nela o corredor conseguirá o impulso que lhe permitirá alcançar a fase aérea. Isso exigirá um trabalho considerável dos músculos extensores do quadril, em especial o **glúteo máximo** e os **posteriores da coxa**, para obter uma extensão rápida e máxima. A tensão dos posteriores da coxa permitirá, além disso, uma extensão controlada do joelho e sua estabilidade, o que dará à perna a rigidez necessária para transformá-la em uma alavanca eficiente. Por último, a ação dos músculos **gastrocnêmio** e **sóleo** possibilitará a potente flexão plantar do tornozelo, contribuindo de forma definitiva para a propulsão do corpo. Essa sequência na fase final do apoio (propulsão) é comum a todas as provas, mas, evidentemente, será determinante nas provas de velocidade, em que a rapidez dos movimentos e a potência dos grupos musculares que os realizam são básicas para conseguir um resultado ótimo.

Fase de balanço: o objetivo desta fase é a recuperação da perna de trás ou, o que é o mesmo, levar à frente a perna com que se realizou a propulsão até a posição avançada anterior ao contato inicial, em que o ciclo começará de novo. O balanço, diferentemente do que ocorre nas fases do membro inferior descritas, produz-se tanto durante a fase aérea como na fase de apoio. Quando iniciamos a recuperação da perna de propulsão ainda estamos no ar, sem nenhum apoio, e o primeiro contato costuma acontecer exatamente antes que ambas as coxas cheguem a se alinhar. Posteriormente, a perna que realiza o balanço continuará avançando até se adiantar ao tronco. Durante esse processo, o quadril passa de uma extensão máxima até um grau de flexão considerável, que pode chegar a alcançar um ângulo de 90° com o tronco em alguns velocistas, e diminui depois progressivamente. Esse movimento se produz graças à ação principal do **psoas maior**, embora, como comentado, não será necessária uma grande aplicação de força. O joelho realizará uma sequência parecida, passando de uma extensão total ao final da fase de apoio (propulsão) até uma flexão bastante acentuada na etapa média do balanço produzida pela ação dos músculos **posteriores da coxa**, para depois voltar a se estender antes de chegar ao contato com o solo. Esta última ação será realizada pelo **quadríceps femoral**. O tornozelo, por sua vez, passará de uma flexão plantar máxima, como resultado da ação propulsiva, a uma posição neutra.

Por último, mas não menos importante, deveremos ter em mente que há outros músculos dos membros inferiores trabalhando, apesar de não serem os principais responsáveis por produzir os movimentos de corrida. Esses músculos realizam funções estabilizadoras, principalmente do quadril e do tornozelo, e devemos incluí-los em nosso programa de treinamento. Na estabilidade do quadril, destaca-se a ação dos adutores, pectíneo, grácil, tensor da fáscia lata e glúteos médio e mínimo. Para a estabilidade do tornozelo, têm especial importância os músculos fibulares e o tibial posterior.

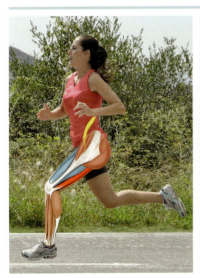
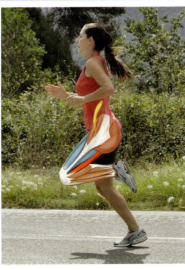
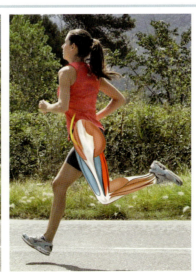

Estas três imagens correspondem à fase de balanço.

MEMBROS SUPERIORES

Apesar de os membros superiores não serem o principal motor da corrida, sem dúvida têm um papel básico em seu desenvolvimento, tanto na estabilidade como no impulso. Você pode imaginar como seria correr com os cotovelos estendidos e os braços mantendo o contato com o corpo? Faça a prova – mas sem muito público – e verá que, embora possível, é incômodo e difícil. Isso se deve ao fato de que o movimento dos braços na corrida compensa o movimento das pernas e proporciona um pequeno impulso extra.

Como você já deve saber, o movimento dos braços na corrida é o encadeamento do deslocamento de ambos os braços para a frente e para trás, em uma sequência oposta ao movimento de pernas, ou seja: quando a perna direita avança, o braço direito vai para trás, isto é, realiza o movimento contrário. No entanto, como cada braço realiza o movimento oposto ao outro, teremos que o braço esquerdo se desloca no mesmo sentido que a perna direita, e vice-versa. Essa ação alternada e cruzada dos membros superiores e inferiores constitui o principal fator de equilíbrio durante a corrida. Se corrermos avançando a perna e o braço do mesmo lado, invertendo o ciclo, veremos que a ação se torna complexa, lenta, antinatural e muito pouco eficiente. Por outro lado, quando o movimento dos braços é realizado corretamente, isso implica também uma pequena contribuição ao impulso da corrida, que sem dúvida será acompanhado de uma maior eficácia nas provas de velocidade e retardará o surgimento de fadiga nas provas de fundo.

Como já comentado, o movimento dos braços na corrida se produz de forma contínua e alternada, mas estes não são os únicos elementos que devem ser levados em consideração para obter uma boa técnica de movimento. Os cotovelos deverão manter uma flexão de aproximadamente 90° durante todo o ciclo de movimento dos braços, e o trajeto deverá ser limitado. Dessa maneira, na extensão do ombro, quando o braço recua em relação ao corpo, a mão chegará à altura do quadril e não mais além. Na fase oposta, quando o braço avança, o trajeto será ainda menor, de maneira que o braço apenas se adiante ao eixo craniocaudal ou vertical do corpo.

Já dissemos que não há dois corredores que corram exatamente da mesma forma, e o certo é que tampouco existem duas provas de corrida nas quais a técnica adequada seja exatamente a mesma. Coloquemos, por exemplo, um corredor de 100 metros rasos e um maratonista. Ao observar a forma de correr de ambos, logo veremos que, apesar de os dois serem atletas de corrida, seus estilos são muito diferentes. A amplitude da passada e a frequência são diferentes, assim como a rotação do tronco. Isso não significa que um deles não execute a técnica de forma adequada, mas simplesmente que cada modalidade requer adaptações com relação à forma básica. Esse critério é válido para o movi-

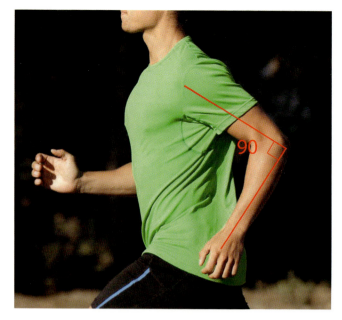

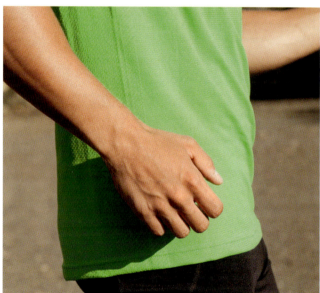

O cotovelo deve ter uma flexão de 90° e a mão deve estar relaxada.

mento dos braços na corrida e, assim como a amplitude de passada é mais ampla nos velocistas, o mesmo vale para o deslocamento dos braços, que chegam mais atrás na extensão do ombro e mais adiante na flexão.

Para continuar com a análise do movimento dos braços, as mãos deverão estar em uma posição relaxada, sem que os dedos estejam totalmente estendidos nem recolhidos por completo com o punho cerrado. A posição relaxada requer eliminar uma tensão excessiva, o que em nenhum caso implica que os punhos e os dedos fiquem inertes, pois não há nada mais ineficiente do que se mover com atitude "mole". Também é preciso saber que as mãos nunca devem se cru-

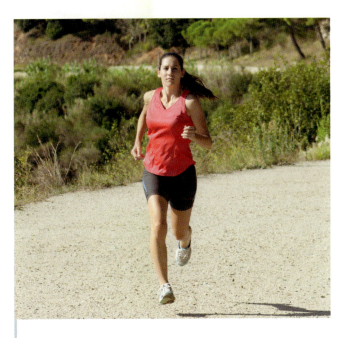

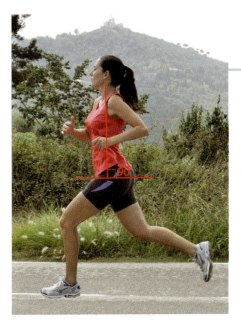

O tronco deve permanecer perpendicular ao solo.

Os braços não devem se cruzar à frente do corpo.

A corrida deve ser o mais linear possível, sem grandes oscilações do centro de gravidade.

zar pela frente do corpo ao realizar o movimento dos braços. Devemos nos deslocar para a frente, e por isso o impulso com que os braços contribuem deverá ser neste sentido. Se cruzarmos o braço pela frente do corpo, fazendo que a mão se movimente em diagonal, nem conseguiremos o impulso para a frente nem compensaremos de forma ótima o movimento das pernas para obter um bom equilíbrio dinâmico.

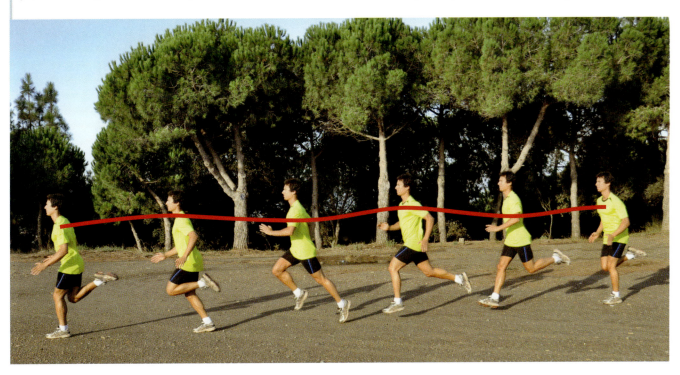

Também é importante o trabalho realizado pela musculatura abdominal e lombar na estabilização do corpo. Essa região de encadeamento entre os movimentos dos membros inferiores e os movimentos dos membros superiores atua como uma dobradiça, o que permite compassar a dinâmica de ambas as regiões, evitando que o processo tenha um impacto excessivo e mantendo o tronco perpendicular ao solo ou ligeiramente inclinado para a frente, o que ocasiona um elemento distintivo da técnica correta de corrida.

Há outros elementos que deveremos considerar para conseguir uma técnica e um estilo de acordo com um desempenho ótimo. Em primeiro lugar, a corrida deve ser o mais linear possível. Não corremos para cima e para baixo, mas sim para a frente, razão pela qual a maior parte da energia empregada no deslocamento vertical será perdida. Todo corredor desloca seu centro de gravidade para cima e para baixo em certa medida, visto que é uma consequência natural da alternância entre a fase de voo e a de apoio, mas todo deslocamento na vertical constitui uma perda de energia que diminui os recursos para o deslocamento horizontal, que é o que nos permite avançar, por isso, deverá ser minimizado. Outra coisa diferente é sair para correr com o propósito de queimar calorias; nesse caso, quanto mais movimentos desnecessários realizarmos, mais perto estaremos do objetivo, como fazem os corredores amadores, que mais parecem saltar do que correr. Em qualquer caso, existem maneiras de queimar calorias menos lesivas para os joelhos do que correr dando saltos.

Por último, se a corrida for tomada como uma boa maneira de melhorar a saúde, divertir-se e desfrutar o esporte, sem mais ambições do que relaxar e se cuidar, deve-se ser sempre prudente com as novidades. A técnica e o equipamento de corrida constituem um âmbito amplamente estudado, e embora surjam pequenas melhoras a cada ano que podem ser incorporadas, os inventos revolucionários não têm utilidade imediata, razão pela qual não será ruim manter certa dose de ceticismo e espírito crítico ao analisar a publicidade a respeito.

Utilize um equipamento comprovado e lembre-se de substituir seus tênis periodicamente, haja vista que as espumas que se encarregam de amortecer os impactos sucessivos da corrida perdem suas propriedades com o uso. Acima de tudo, use a lógica, tire partido do que foi aprendido nestas linhas e interprete corretamente suas sensações: seu corpo não vai enganar você.

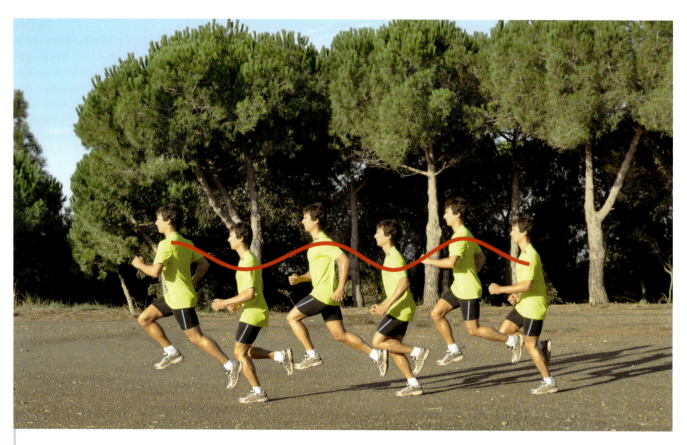

Impulsionar-se para cima em vez de para a frente compromete a economia e a eficácia da corrida.

Benefícios dos alongamentos na corrida

Os alongamentos podem beneficiar os atletas de qualquer modalidade, até mesmo se praticados à parte de qualquer outra atividade físico-esportiva.
Mas não nos enganemos: os alongamentos mal executados ou inoportunos podem ser tão prejudiciais como qualquer outra prática inadequada, apesar da aura de benignidade que os envolve.

A priori dá a sensação de que o trabalho de flexibilidade irá melhorar nosso estado físico, desempenho e saúde, seja qual for o momento, o lugar e a situação em que o executemos; aprendemos dessa forma no colégio ou foi assim que nos ensinou o treinador ou, então, foi assim que nos disse o instrutor da academia.

Pois bem, embora o trabalho de flexibilidade seja extremamente benéfico, devemos saber que sempre deve ser realizado quando o músculo está aquecido. Do contrário, o músculo estará menos elástico e poderemos sofrer uma lesão. Se incluirmos alongamentos em nossa rotina de aquecimento, não devem estar no princípio, mas sim no final, ou intercalados com trabalho muscular de baixa ou média intensidade. Se realizarmos sessões de alongamentos isoladas, não será demais mobilizar a área que se vai alongar durante alguns segundos ou minutos antes de começar com o trabalho de flexibilidade e, desde já, se dispusermos de pouco tempo antes de sair para competir ou correr, priorizaremos sempre o aquecimento.

Não é nossa intenção, absolutamente, que estes alertas sejam entendidos como uma crítica contra os alongamentos, mas queremos, sim, advertir sobre os riscos que seu uso indevido acarreta. Veremos agora os diversos frutos que seu uso adequado pode propiciar.

Em primeiro lugar, os alongamentos dinâmicos incluídos na sessão de aquecimento podem aumentar nossa mobilidade, o que nos ajudará a melhorar nosso desempenho. Os alongamentos dinâmicos podem ser também uma forma de aquecer e contribuir, dessa maneira, para a preparação de nossos músculos, embora devam ser precedidos de algum outro exercício de aquecimento, como um trote bem leve. Suponhamos, por exemplo, um *skipping* alto; pode parecer apenas um exercício de aquecimento, mas trata-se de um encadeamento de flexões submáximas e extensões de quadris sucessivas, e por isso cumpre a dupla função de alongamento e aquecimento. O mesmo ocorre com o trote com elevação dos calcanhares, no qual, a cada passo que damos, tentamos tocar o glúteo com o calcanhar, mediante a extensão do quadril e a flexão do joelho. Não deveria alongar o quadríceps femoral? É claro que, se analisarmos outros exercícios de técnica ou aquecimento da corrida, encontraremos um componente de alongamento dinâmico. Lembre-se de levar em consideração que nunca serão movimentos extremos nem contínuos se os realizarmos antes da prática esportiva. Porém, como em tudo, existem exceções à norma. Alguns atletas, de modalidades em que a flexibilidade e a amplitude de movimentos são elementos essenciais na execução da técnica, podem realizar alongamentos máximos e

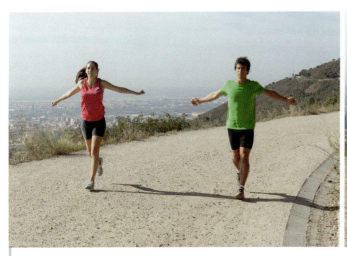
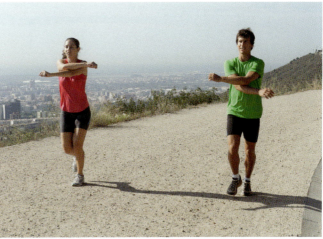

Incluir alongamentos dinâmicos no aquecimento é proveitoso para qualquer atleta.

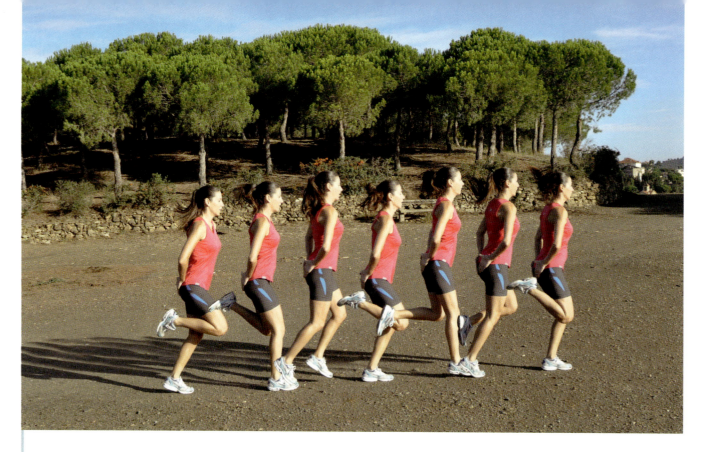

Exercícios como o skipping, *em qualquer de suas variantes, podem ser realizados durante o trote de aquecimento.*

estáticos antes da prática esportiva, como na ginástica artística ou no nado sincronizado.

Durante a prática esportiva, em especial se esta for muito prolongada, podemos notar um músculo muito sobrecarregado ou até alguns sinais que antecedem a cãibra, quando não esta diretamente. Isso é comum não apenas na corrida, mas também no ciclismo, no futebol (principalmente nas prorrogações) ou em partidas de tênis que parecem não ter fim, como na partida entre Mahut e Isner no campeonato de Wimbledon de 2010, que superou 11 horas de duração e teve de ser jogada em três dias diferentes, pela impossibilidade de fazê-lo de uma só vez.

Com frequência, para poder manter uma prática esportiva muito prolongada, se sentimos algum desconforto muscular – deixando os casos extremos para os profissionais –, podemos realizar pequenas pausas para alongar e massagear a musculatura afetada. Esse alongamento no membro, com a massagem, contribui para relaxar a musculatura – o que facilita o retorno ao estado inicial – e para renovar o sangue da região, o que permite, por um lado, a eliminação de produtos residuais resultantes do metabolismo muscular e, por outro lado, a chegada de sangue novo, que acrescentará nutrientes e oxigênio aos tecidos.

É óbvio que, se o desconforto for constante e surgir em razão de um notável excesso de esforço, o recomendável será parar a atividade imediatamente; contudo, se estivermos decididos a continuar por se tratar de um desafio pessoal ou uma competição, poderemos encontrar alívio e melhora com o alongamento e a massagem. Esta última

pretende relaxar a musculatura e favorecer o retorno venoso, portanto, deverá ser efetuada de distal a proximal. Assim, se tivermos o músculo gastrocnêmio sobrecarregado, deveremos aplicar a pressão desde o tornozelo até o joelho, nunca o inverso.

Os motivos para alongar após a prática esportiva são muito parecidos aos já citados, e o mesmo vale para a técnica a ser aplicada. Nesse caso, o músculo está fatigado por ter sido submetido a um esforço, e devemos aplicar alongamentos suaves, para contribuir com seu relaxamento e a

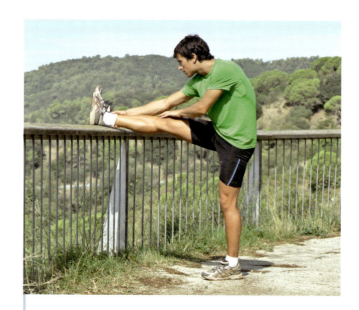

Os alongamentos estáticos submáximos, depois da prática esportiva, contribuem para a recuperação do corredor.

24 / Benefícios dos alongamentos na corrida

renovação do sangue na região. Isso facilitará uma recuperação rápida e completa.

Se quisermos realizar uma sessão de flexibilidade não vinculada à prática esportiva imediata, poderemos empregar alongamentos estáticos de vários tipos, incluindo os realizados mediante a facilitação neuromuscular proprioceptiva.

Nesse caso, os alongamentos não serão direcionados à recuperação, mas sim a manter uma amplitude de movimento adequada ou ótima. O alongamento permitirá compensar desequilíbrios posturais e conter a perda de mobilidade que aparece com o passar dos anos. Além disso, pode reduzir ou eliminar dores devidas à sobrecarga muscular ou à manutenção dessas posturas forçadas que, muitas vezes, mantemos como consequência de nossa atividade profissional. Suponhamos, por exemplo, que trabalhamos diante de um computador ou uma escrivaninha; muito provavelmente o músculo trapézio mantém uma tensão leve, mas constante, que se prolonga durante horas e à qual se vê forçado por você ter de manipular com as mãos objetos da escrivaninha, quer seja selar cartas ou utilizar um teclado. Se o trapézio está submetido a uma tensão constante durante horas, por que não alongá-lo? Por acaso um ginasta que trabalha sua musculatura durante horas também não faz alongamentos?

As sessões de alongamentos isoladas contribuem para melhorar a postura e a amplitude de movimentos, aliviar dores e a rigidez muscular, diminuir desequilíbrios musculares e, como se isso não bastasse, também melhoram nosso desempenho esportivo.

O trabalho repetitivo de um movimento, como acontece na corrida, contribui para o fortalecimento da musculatura; entretanto, se estes movimentos não abarcam a amplitude completa, pode ser que soframos o encurtamento dessa mesma musculatura ao mesmo tempo que ela se fortalece, deixando-nos cada dia mais rígidos. E o que aconteceria se, uma vez estabelecida essa rigidez, um dia tivermos de ultrapassar nossa amplitude de movimento habitual, por pisar em uma pedra, encontrar um obstáculo ou escorregar? Muito provavelmente esse movimento superior ao habitual produziria uma lesão em um músculo sem amplitude de movimento de reserva, superior à empregada em uma passada comum. Por isso, com frequência, uma boa flexibilidade pode prevenir lesões. Como consequência do mesmo processo, se um dia devemos nos esforçar um pouco mais, "forçar a máquina", e necessitamos pular um pouco mais alto, dar um passo um pouco mais longo ou correr um pouco mais rápido, por exemplo, para dar um *sprint* ou ultrapassar outro corredor que está muito próximo ou, então, alcançar um ônibus antes que este saia da parada, sem dúvida teremos mais oportunidades de consegui-lo se nosso corpo tiver uma margem de reserva de movimento. Esse princípio serve para qualquer outra qualidade: quando se tem mais força ou resistência do que a que se emprega habitualmente, os imprevistos poderão ser enfrentados com maior garantia de êxito.

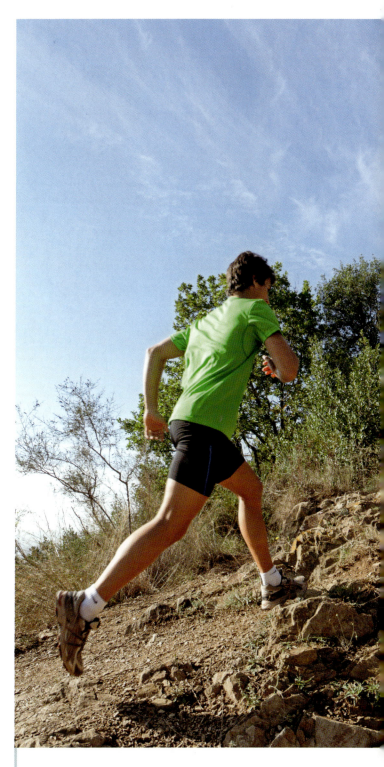

As provas ou movimentos extremos exigem de nossas capacidades, entre elas flexibilidade, que não utilizamos habitualmente.

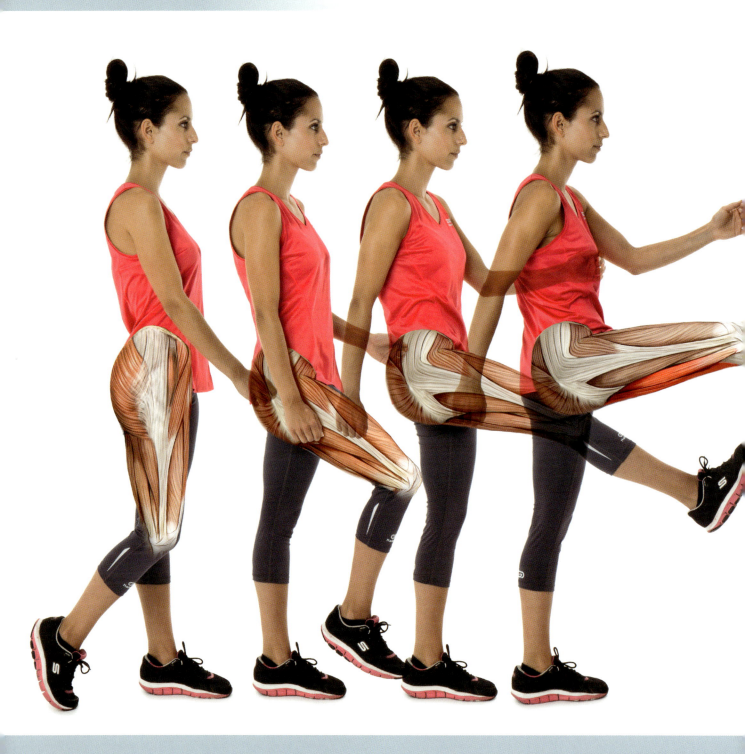

ALONGAMENTOS
DINÂMICOS NO AQUECIMENTO PARA A CORRIDA

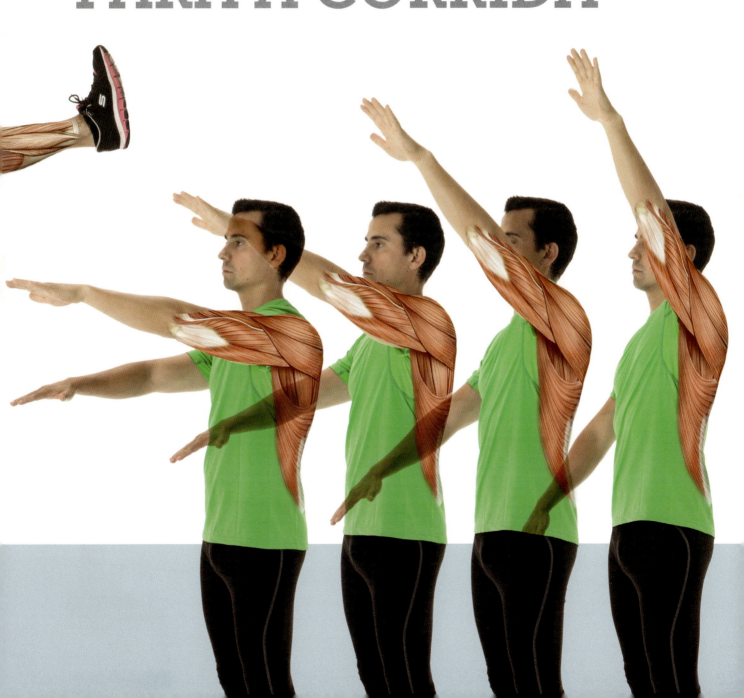

FUNDAMENTOS DOS ALONGAMENTOS DINÂMICOS

Os alongamentos dinâmicos, para muitos treinadores, preparadores físicos e profissionais do esporte, são ainda grandes desconhecidos. Durante muitos anos, foram relacionados com os alongamentos balísticos e com o risco de lesões associado a eles; por isso foram deixados de lado, sendo comuns apenas em determinados âmbitos do esporte profissional, como as provas atléticas de velocidade, o arremesso e as artes marciais.

Contudo, os estudos mais recentes parecem indicar que os alongamentos dinâmicos têm inúmeras vantagens em relação aos estáticos em determinados momentos, ou quando objetivos específicos são almejados. Os alongamentos dinâmicos permitem conquistar uma boa amplitude de movimento nas articulações envolvidas, sem perda da força ou da potência e, por isso, ajudam a alcançar um maior desempenho, ao mesmo tempo que a atividade muscular contribui para o aquecimento.

Até pouco tempo, estava estabelecida a crença generalizada de que os alongamentos estáticos incluídos na rotina de aquecimento tinham diversos efeitos benéficos, como a melhora do desempenho, a diminuição da probabilidade de lesão e até mesmo a redução do tempo para se recuperar da dor muscular posterior ao exercício. Os treinadores, preparadores e também instrutores e professores de educação física davam esses benefícios por certo, e a maioria dos atletas, incluindo os vinculados em uma ou outra medida à prática da corrida, ainda hoje emprega alongamentos estáticos durante seus aquecimentos, de forma prévia à atividade esportiva ou competitiva.

Infelizmente, com os últimos dados científicos em mãos, tudo parece indicar que o alongamento estático antes da prática esportiva não reduz o risco de lesão e, o que é pior, diminui significativamente a economia de corrida, e muito em particular nos corredores que necessitam de uma potência especial, como os velocistas, revezadores, corredores de provas com barreiras etc.

Diferentes provas de salto vertical revelaram que os indivíduos que realizavam alongamentos estáticos antes do salto rendiam menos que os que não alongavam, e muito menos que os que efetuavam uma rotina de aquecimento dinâmico.

No entanto, o aquecimento é um fator indispensável para qualquer atleta, especialmente para aqueles cujas modalidades exigem velocidade, potência ou força máxima. O aquecimento melhora notavelmente o desempenho posterior e está mais do que demonstrado que reduz o risco de lesões durante a prática esportiva.

Ao chegar a este ponto, podemos concluir que o alongamento estático prévio ao exercício não parece o mais apro-

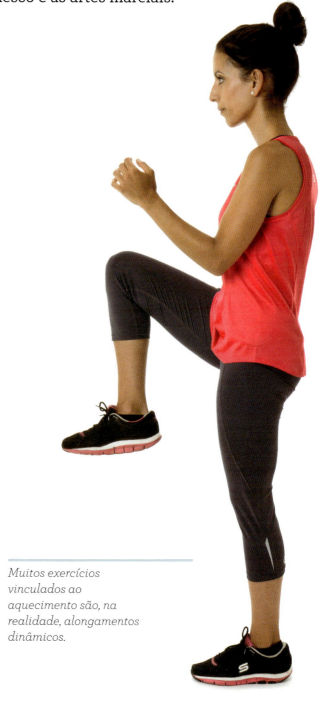

Muitos exercícios vinculados ao aquecimento são, na realidade, alongamentos dinâmicos.

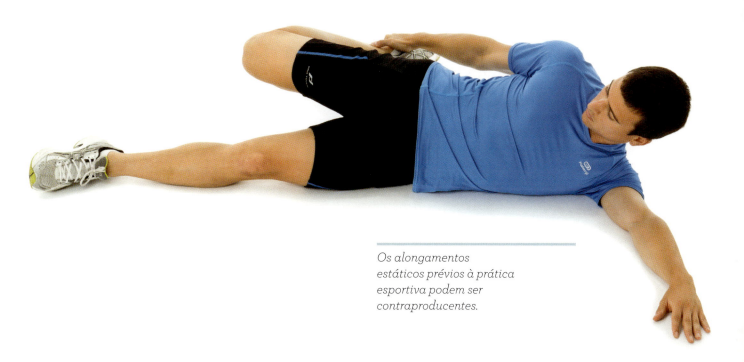

Os alongamentos estáticos prévios à prática esportiva podem ser contraproducentes.

priado para um corredor, e que um aquecimento que implique dinamismo e movimento permitirá elevar a temperatura muscular e melhorar a irrigação e a oxigenação dos músculos; definitivamente, uma preparação adequada para competir ou realizar um treinamento intenso com maiores garantias de desempenho e saúde.

Se analisarmos minuciosamente os alongamentos dinâmicos, veremos que incluem elementos interessantes para quem pratica corrida. O mais importante é o próprio fator dinâmico, que pressupõe uma contribuição ao aquecimento. Provavelmente, todos nós já vimos alguma vez um corredor realizar um *skipping* alto antes de competir. Pois bem, esse exercício nada mais é do que uma maneira dinâmica de realizar um amplo movimento da articulação do quadril e, portanto, de alongar os músculos extensores de tal articulação, entre outros.

Ficam claros, então, os benefícios dos alongamentos dinâmicos antes da prática esportiva, mas devemos atender a certas indicações sobre como realizá-los para obter ao máximo todos os benefícios e evitar possíveis lesões vinculadas a uma execução incorreta:

- Deve-se entender o alongamento dinâmico como uma série de alongamentos encadeados, um ciclo de movimentos que se repete de forma sucessiva e sem paradas até alcançar a duração desejada.
- O movimento mediante o qual se consegue alongar um grupo muscular deve ter certo nível de inércia ou velocidade, sem chegar a ser brusco nem descontrolado em nenhum momento, já que isso poderia pressupor um risco para articulações, tendões, músculos e ligamentos.
- Ao final do movimento mediante o qual alongamos deve-se produzir uma pequena insistência no movimento, a qual permitirá alcançar a amplitude de movimento necessária para obter melhoras na flexibilidade.
- A duração de uma série se aplicará ao conjunto de ciclos de movimentos, e não a uma postura estática.

Por último, convém lembrar que os alongamentos dinâmicos devem fazer parte de um aquecimento mais completo, que deve incluir, entre outras coisas, um trote leve no qual poderão ser intercalados alguns dos alongamentos selecionados.

1 ALONGAMENTOS DINÂMICOS

Cata-vento

INÍCIO
Posicione-se em pé e coloque uma mão sobre o peitoral oposto. O braço livre estará com o cotovelo estendido e apontando para a frente e para baixo. Mantenha o tronco perpendicular ao solo, as costas eretas e uma distância entre os pés equivalente à largura dos ombros.

TÉCNICA
Realize uma circundução com o braço estendido de frente para trás ou vice-versa, alcançando a máxima amplitude de movimento que o ombro lhe permita em cada fase e mantendo sempre o cotovelo estendido.

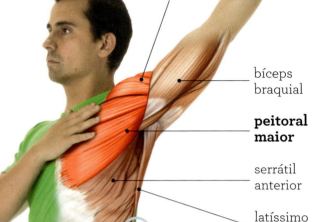

- **deltoide**
- bíceps braquial
- **peitoral maior**
- serrátil anterior
- latíssimo do dorso

Mantenha as costas eretas.

Sequência do movimento

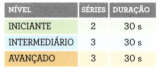

NÍVEL	SÉRIES	DURAÇÃO
INICIANTE	2	30 s
INTERMEDIÁRIO	3	30 s
AVANÇADO	3	30 s

PRECAUÇÃO
Realize o movimento de forma controlada para evitar inércias e movimentos bruscos que possam pôr em perigo a articulação do ombro.

INDICAÇÃO
Para todos os tipos de atletas, sejam ou não de corrida, e em particular para aqueles que praticam esportes de raquete, handebol, pelota basca ou outros com especial envolvimento dos membros superiores e do ombro.

30 / Alongamentos dinâmicos no aquecimento para a corrida

ALONGAMENTOS DINÂMICOS | 2

Flexões laterais de tronco com marcha

latíssimo do dorso

tensor da fáscia lata

glúteo médio

glúteo mínimo

Posicione um pé à frente e alinhado ao outro.

INÍCIO
Posicione-se com um pé ligeiramente avançado em relação ao outro. A mão do lado da perna da frente deverá se apoiar na cintura, e a outra será elevada acima da cabeça. Incline o tronco para o lado da perna da frente.

TÉCNICA
Abaixe a mão levantada e recupere a perpendicularidade do tronco com o solo. Avance um passo com a perna de trás e levante a mão que estava apoiada na cintura, de forma que ambas as mãos alternem as posições da fase anterior. Repita o ciclo de um lado a outro com cada passo dado.

Sequência do movimento

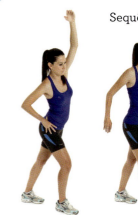
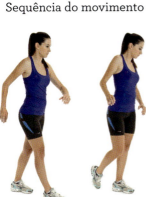

NÍVEL	SÉRIES	DURAÇÃO
INICIANTE	3	30 s
INTERMEDIÁRIO	4	30 s
AVANÇADO	5	30 s

PRECAUÇÃO
Realize os alongamentos consecutivamente, como se fizesse um ciclo de passos, inclinando-se para um lado e para o outro por vez e mantendo um ritmo constante para que o alongamento não perca sua natureza dinâmica.

INDICAÇÃO
Para todos os tipos de atletas, incluindo os de corrida ou marcha.

Alongamentos dinâmicos no aquecimento para a corrida / 31

3 ALONGAMENTOS DINÂMICOS

Arco cruzado

INÍCIO
Posicione um pé ligeiramente à frente do outro e mantenha os braços relaxados ao lado do tronco, que deve permanecer reto e perpendicular ao solo.

TÉCNICA
Estenda o quadril da perna de trás tanto quanto possível, ao mesmo tempo que realiza uma flexão máxima do ombro oposto e estende a coluna. Retorne à posição inicial e dê um passo à frente, de modo que o pé que estava atrás no ciclo anterior ficará à frente. Repita o movimento, mas, desta vez, estendendo o quadril e o ombro opostos.

NÍVEL	SÉRIES	DURAÇÃO
INICIANTE	3	30 s
INTERMEDIÁRIO	4	30 s
AVANÇADO	4	30 s

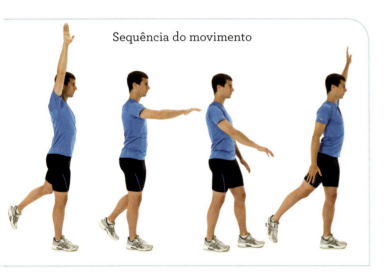

Sequência do movimento

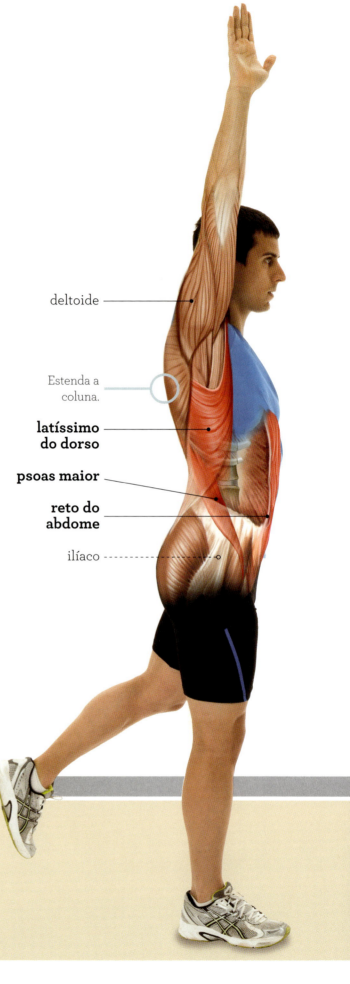

- deltoide
- Estenda a coluna.
- **latíssimo do dorso**
- **psoas maior**
- **reto do abdome**
- ilíaco

PRECAUÇÃO
Realize o ciclo repetidamente de um lado e do outro, mantendo uma velocidade constante que lhe permita controlar o movimento, mas que não seja tão lenta a ponto de minimizar o fator dinâmico do alongamento.

INDICAÇÃO
Para todos os tipos de atletas, sejam ou não de corrida, e em especial para nadadores, ciclistas e triatletas.

32 / Alongamentos dinâmicos no aquecimento para a corrida

ALONGAMENTOS DINÂMICOS 4

Tesoura

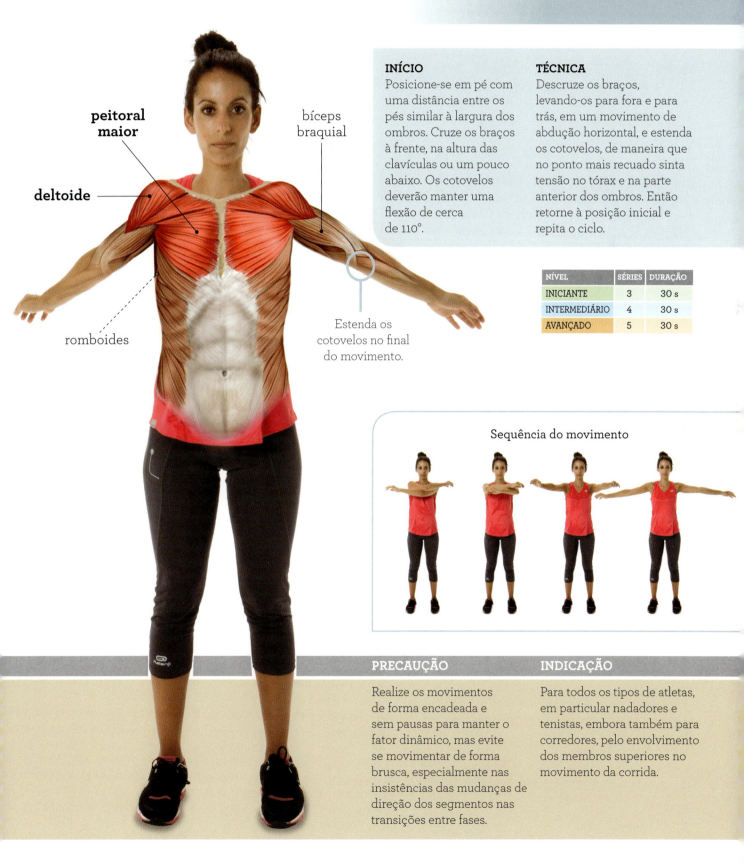

peitoral maior

deltoide

bíceps braquial

romboides

Estenda os cotovelos no final do movimento.

INÍCIO
Posicione-se em pé com uma distância entre os pés similar à largura dos ombros. Cruze os braços à frente, na altura das clavículas ou um pouco abaixo. Os cotovelos deverão manter uma flexão de cerca de 110°.

TÉCNICA
Descruze os braços, levando-os para fora e para trás, em um movimento de abdução horizontal, e estenda os cotovelos, de maneira que no ponto mais recuado sinta tensão no tórax e na parte anterior dos ombros. Então retorne à posição inicial e repita o ciclo.

NÍVEL	SÉRIES	DURAÇÃO
INICIANTE	3	30 s
INTERMEDIÁRIO	4	30 s
AVANÇADO	5	30 s

Sequência do movimento

PRECAUÇÃO
Realize os movimentos de forma encadeada e sem pausas para manter o fator dinâmico, mas evite se movimentar de forma brusca, especialmente nas insistências das mudanças de direção dos segmentos nas transições entre fases.

INDICAÇÃO
Para todos os tipos de atletas, em particular nadadores e tenistas, embora também para corredores, pelo envolvimento dos membros superiores no movimento da corrida.

Alongamentos dinâmicos no aquecimento para a corrida / 33

5 ALONGAMENTOS DINÂMICOS

Movimento de braços alternados

INÍCIO
Posicione-se com uma separação entre os pés equivalente à largura dos ombros, com as costas eretas e os joelhos estendidos. Leve ambos os membros superiores para a frente, com as mãos abertas e os cotovelos estendidos.

TÉCNICA
Efetue simultaneamente a flexão de um ombro e a extensão do ombro contrário, de maneira que realizem movimentos opostos. Quando os ombros chegarem à sua amplitude de movimento máxima, realize o trajeto oposto, de modo que a mão levantada abaixe e a que estava embaixo suba.

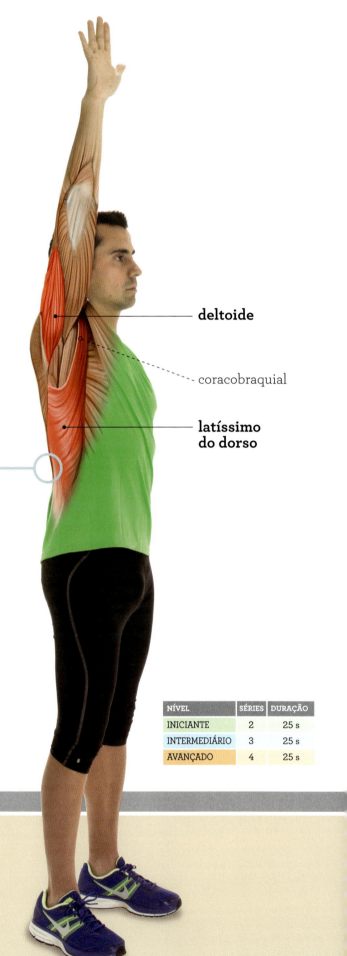

deltoide

coracobraquial

latíssimo do dorso

Mantenha o corpo estendido e ereto.

Sequência do movimento

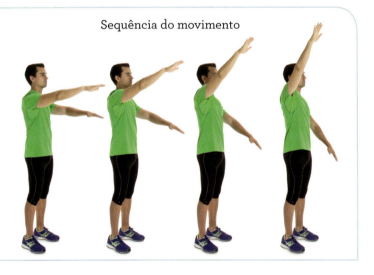

NÍVEL	SÉRIES	DURAÇÃO
INICIANTE	2	25 s
INTERMEDIÁRIO	3	25 s
AVANÇADO	4	25 s

PRECAUÇÃO
Repita o ciclo sem paradas, de forma que o movimento seja quase contínuo e o exercício dinâmico. Assegure-se de não realizar movimentos bruscos ou inércias que coloquem seus ombros em perigo.

INDICAÇÃO
Para todos os tipos de atletas, sejam de corrida, natação ou outros, em particular para aqueles cujo esporte exija um envolvimento especial dos ombros e dos membros superiores.

ALONGAMENTOS DINÂMICOS | 6

Flexão lateral de tronco

NÍVEL	SÉRIES	DURAÇÃO
INICIANTE	3	25 s
INTERMEDIÁRIO	3	30 s
AVANÇADO	3	35 s

INÍCIO
Posicione os pés a uma distância ligeiramente maior que a existente entre os ombros e mantenha os joelhos estendidos. Leve uma mão para cima mediante a flexão do ombro, de maneira que os dedos apontem para cima e o cotovelo fique em extensão quase completa.

TÉCNICA
Flexione o tronco lateralmente ao mesmo tempo que se reequilibra, deslocando o peso para a perna oposta, na direção da inclinação. O antebraço da mão levantada ficará agora praticamente perpendicular ao solo, e você sentirá tensão ao longo do lado mais elevado das costas. Quando tiver alcançado a flexão lateral máxima, você poderá realizar duas ou três leves insistências.

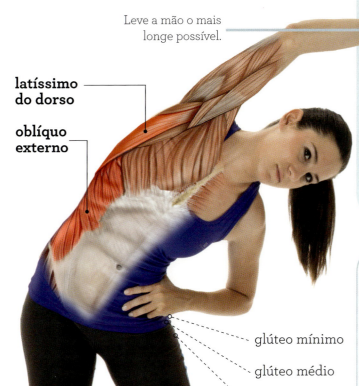

Leve a mão o mais longe possível.

- latíssimo do dorso
- oblíquo externo
- glúteo mínimo
- glúteo médio
- tensor da fáscia lata

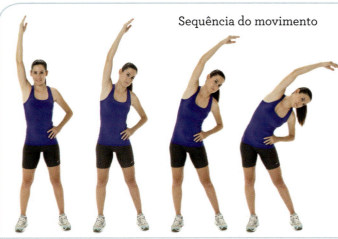

Sequência do movimento

PRECAUÇÃO
Incline-se para um lado e para o outro, de forma contínua, para não perder o fator dinâmico, e se optar por realizar as insistências ao final de cada movimento, lembre-se de que não devem ser bruscas nem extremas em nenhum caso.

INDICAÇÃO
Para todos os tipos de atletas, tanto os de corrida como os que praticam esportes em equipe, e especialmente para nadadores.

Alongamentos dinâmicos no aquecimento para a corrida / 35

7 ALONGAMENTOS DINÂMICOS

Circundução de quadril

INÍCIO
Posicione-se com os pés ligeiramente afastados, o tronco estendido e ereto e as mãos apoiadas nos quadris. Nessa posição, tanto os quadris como os joelhos deverão estar estendidos.

TÉCNICA
Flexione um quadril e o joelho do mesmo lado, ficando, assim, sobre um único ponto de apoio. Realize a abdução deste quadril e volte para baixo sem chegar a ter contato com o solo. Repita o movimento circular várias vezes antes de realizá-lo com o quadril e o joelho do lado oposto.

NÍVEL	SÉRIES	DURAÇÃO
INICIANTE	2	25 s
INTERMEDIÁRIO	3	25 s
AVANÇADO	3	30 s

Sequência do movimento

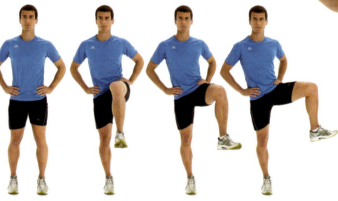

adutor magno

Flexione o joelho na parte alta do movimento.

grácil

adutor curto

adutor longo

PRECAUÇÃO
Evite movimentos bruscos e puxadas, e procure manter uma posição de equilíbrio durante a execução.

INDICAÇÃO
Para atletas de corrida, em especial para praticantes de corridas com barreiras, velocistas e corredores de provas de obstáculos. Também para quem pratica esportes individuais dos quais a corrida faz parte, sobretudo se são realizadas paradas, arrancadas e mudanças bruscas de direção.

ALONGAMENTOS DINÂMICOS | 8

Borboleta

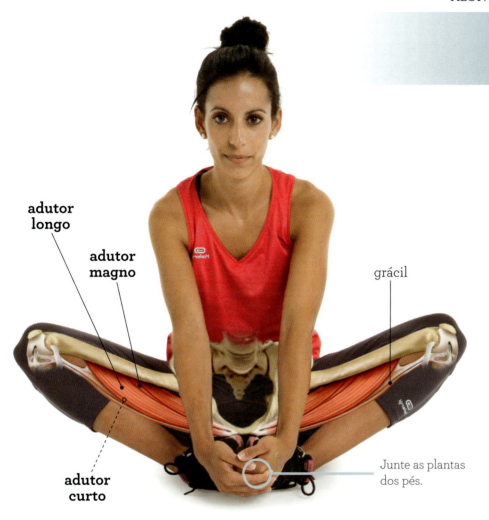

adutor longo
adutor magno
grácil
adutor curto
Junte as plantas dos pés.

INÍCIO
Sente-se no solo ou sobre um *mat* ou colchonete. Flexione os quadris e os joelhos e posicione as plantas dos pés em contato uma com a outra. Segure as pontas dos pés com ambas as mãos para que permaneçam juntas.

TÉCNICA
Abaixe os joelhos, tentando aproximá-los do solo de forma simultânea, e retorne ao ponto de partida. Repita o ciclo várias vezes como se reproduzisse o bater de asas de uma borboleta.

Sequência do movimento

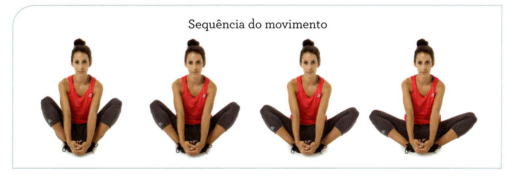

NÍVEL	SÉRIES	DURAÇÃO
INICIANTE	2	25 s
INTERMEDIÁRIO	2	30 s
AVANÇADO	3	30 s

PRECAUÇÃO
Realize os ciclos de forma contínua e sem pausas, provocando insistências suaves na parte mais baixa do movimento.

INDICAÇÃO
Para corredores, em especial os de corridas com barreiras, e atletas que disputam provas de obstáculos e velocistas. Também para jogadores de futebol, de tênis e pessoas que praticam esportes que incluem corrida com mudanças bruscas de direção.

Alongamentos dinâmicos no aquecimento para a corrida / 37

9 ALONGAMENTOS DINÂMICOS

Passadas com giro

INÍCIO
Posicione-se em pé e gire o tronco levando ambos os braços para um lado do corpo, de forma a tomar impulso, uma vez iniciado o exercício. Avance ligeiramente o pé do lado oposto, com o qual realizará a primeira passada.

TÉCNICA
Dê uma passada ampla com o pé que estava avançado, de maneira que o centro de gravidade se desloque para a frente e abaixe de forma considerável. Ao mesmo tempo, leve ambos os braços para o lado oposto ao escolhido para o início, acompanhando o movimento com uma rotação do tronco. Repita a passada com o pé de trás e realize o movimento de braços e tronco no sentido inverso. Prolongue o encadeamento de passadas até concluir o tempo indicado.

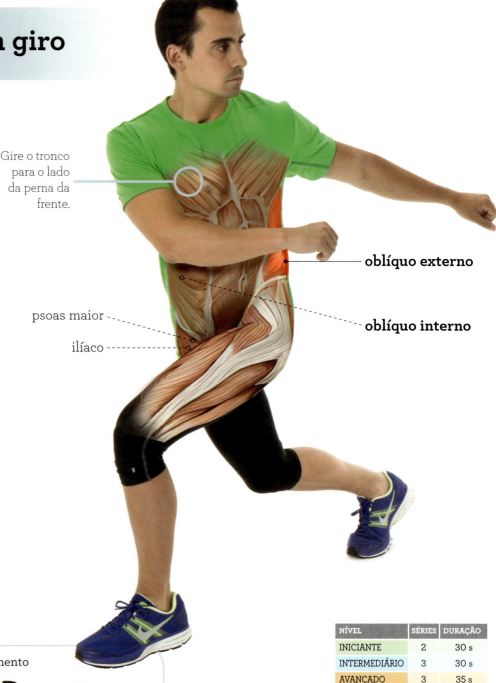

Gire o tronco para o lado da perna da frente.

psoas maior

ilíaco

oblíquo externo

oblíquo interno

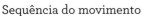

Sequência do movimento

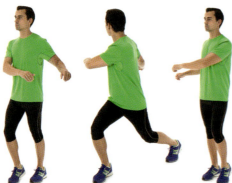

NÍVEL	SÉRIES	DURAÇÃO
INICIANTE	2	30 s
INTERMEDIÁRIO	3	30 s
AVANÇADO	3	35 s

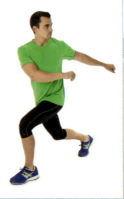

PRECAUÇÃO
Busque certa inércia nos movimentos do tronco, mas não se mova de forma brusca, visto que você pode se lesionar ou perder a posição.

INDICAÇÃO
Para atletas de corrida, pela influência da musculatura abdominal na estabilização do tronco e, em menor grau, na função respiratória.

ALONGAMENTOS DINÂMICOS — 10

Rotação de tronco

INÍCIO
Posicione os pés em uma distância que em nenhum caso seja inferior àquela que existe entre seus ombros. Coloque as mãos diante de si com os punhos cerrados e de frente uma para a outra. Os cotovelos deverão estar flexionados em aproximadamente 100°. Gire o tronco como se quisesse olhar para trás sem mover os pés.

TÉCNICA
Realize uma rotação do tronco em sentido contrário, levando os punhos para trás pelo lado oposto ao de partida. Retorne então à posição inicial e repita o ciclo sem pausas nem interrupções, alternando os movimentos e com leves insistências entre um movimento e o outro.

quadrado do lombo

oblíquo interno

oblíquo externo

NÍVEL	SÉRIES	DURAÇÃO
INICIANTE	2	20 s
INTERMEDIÁRIO	2	25 s
AVANÇADO	2	30 s

Mantenha os pés afastados.

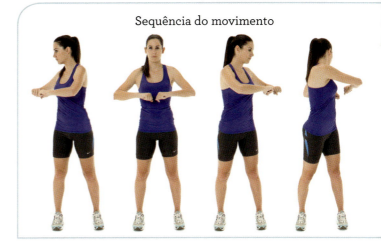

Sequência do movimento

PRECAUÇÃO
Evite que as insistências sejam bruscas e intensas, e realize um movimento controlado a todo momento.

INDICAÇÃO
Para atletas de corrida, nadadores, tenistas, jogadores de handebol e pessoas que praticam artes marciais e, em menor grau, para atletas em geral, pela importância da musculatura abdominal na estabilidade do tronco.

Alongamentos dinâmicos no aquecimento para a corrida / 39

11 ALONGAMENTOS DINÂMICOS

Balanço de perna

INÍCIO
Levante um pé do solo, avance-o e cruze-o à frente da perna que permanece apoiada, mediante uma adução de quadril. O membro de apoio deverá ter o joelho estendido quase por completo, e você poderá posicionar os braços com as mãos na cintura para facilitar o exercício.

TÉCNICA
Mediante abdução do quadril do membro que está à frente, afaste o pé o máximo possível da linha mediana do corpo. Posteriormente, realize a ação contrária, de maneira que as pernas voltem a se cruzar. Repita o balanço encadeando vários ciclos de movimentos.

Mantenha o tronco o mais perpendicular possível ao solo.

adutor curto
adutor longo
adutor magno
glúteo mínimo
glúteo médio

NÍVEL	SÉRIES	DURAÇÃO
INICIANTE	2	20 s
INTERMEDIÁRIO	2	25 s
AVANÇADO	2	30 s

PRECAUÇÃO
Evite realizar paradas durante a execução, e alcance o trajeto máximo do quadril sem incorrer em movimentos ou paradas bruscos.

INDICAÇÃO
Para atletas de corrida com barreiras, corredores de provas com obstáculos e para quem pratica esportes nos quais as mudanças de direção, arrancadas e paradas bruscas são constantes: futebol de campo e de salão, artes marciais, tênis ou basquete.

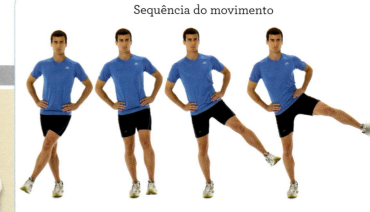

Sequência do movimento

ALONGAMENTOS DINÂMICOS | 12

Slalom

INÍCIO
Posicione os pés com uma ampla distância entre eles, equivalente a aproximadamente o dobro da largura de seus ombros, e com as pontas voltadas para a frente. Mantenha os joelhos estendidos e os braços com as mãos na cintura. O tronco estará perpendicular ao solo e alinhado com o ponto médio entre os pés.

TÉCNICA
Desloque o tronco para um lado ao mesmo tempo que flexiona o joelho do mesmo lado e mantém estendido o do membro oposto, até alcançar a posição de alongamento. Realize o percurso inverso, passando pela posição de início até chegar à posição final do lado oposto. Repita o ciclo várias vezes.

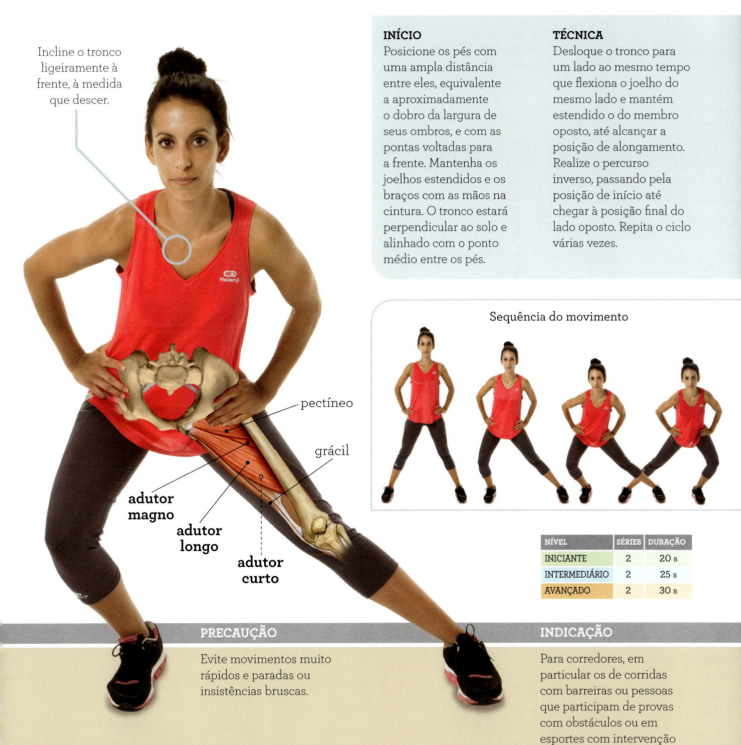

Incline o tronco ligeiramente à frente, à medida que descer.

pectíneo
grácil
adutor magno
adutor longo
adutor curto

Sequência do movimento

NÍVEL	SÉRIES	DURAÇÃO
INICIANTE	2	20 s
INTERMEDIÁRIO	2	25 s
AVANÇADO	2	30 s

PRECAUÇÃO
Evite movimentos muito rápidos e paradas ou insistências bruscas.

INDICAÇÃO
Para corredores, em particular os de corridas com barreiras ou pessoas que participam de provas com obstáculos ou em esportes com intervenção da corrida, mudanças de direção, paradas e arrancadas bruscas.

Alongamentos dinâmicos no aquecimento para a corrida / 41

13 ALONGAMENTOS DINÂMICOS

Circundução de tornozelo

INÍCIO
Coloque-se na posição bipedal, apoiando um pé sobre toda a planta e o outro sobre a ponta. O pé que se apoia sobre a planta sustentará a maior parte do peso do corpo, enquanto o outro ficará praticamente livre de carga. Os braços podem ficar posicionados com as mãos na cintura ou relaxados ao lado do corpo.

TÉCNICA
Realize uma circundução do tornozelo que está sem carga, de maneira que a ponta do pé não perca o contato com o solo. Efetue vários giros completos com cada perna para alongar os músculos das regiões anterior, média e externa da perna.

NÍVEL	SÉRIES	DURAÇÃO
INICIANTE	2	20 s
INTERMEDIÁRIO	3	20 s
AVANÇADO	3	25 s

Sequência do movimento

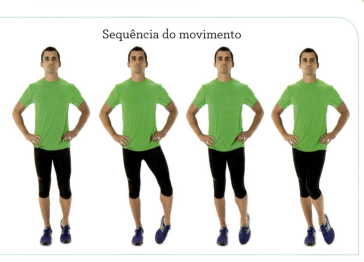

PRECAUÇÃO
Assegure-se de dispor de um bom apoio antes de começar o exercício.

INDICAÇÃO
Para todo tipo de corredores, especialmente para os que correm sobre superfícies irregulares.

tibial posterior

tibial anterior

fibular longo

fibular curto

Mantenha a ponta do pé em contato com o solo.

42 / Alongamentos dinâmicos no aquecimento para a corrida

ALONGAMENTOS DINÂMICOS | 14

Flexão de quadril assistida

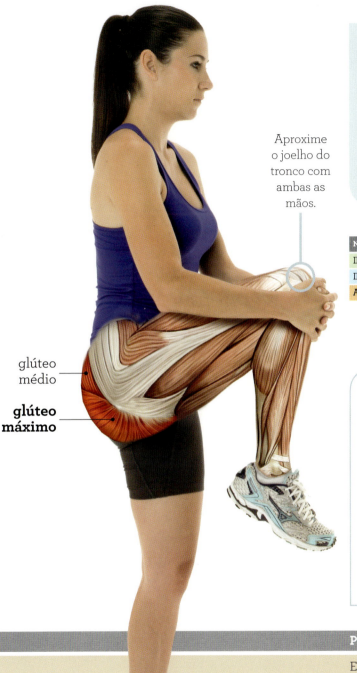

Aproxime o joelho do tronco com ambas as mãos.

glúteo médio

glúteo máximo

INÍCIO
Posicione um pé diante do outro, a uma distância próxima à de um passo curto. Mantenha o tronco erguido, com as costas eretas e as mãos ligeiramente avançadas em relação ao eixo do corpo, preparadas para executar o alongamento.

TÉCNICA
Levante o joelho de trás mediante uma flexão do quadril. Segure o joelho levantado com ambas as mãos e puxe-o em direção ao tronco para obter uma flexão maior do quadril. Solte o joelho que está seguro e avance o pé desse mesmo lado um passo. A seguir, realize a mesma sequência de movimentos com a outra perna, avançando um passo de cada vez.

NÍVEL	SÉRIES	DURAÇÃO
INICIANTE	3	20 s
INTERMEDIÁRIO	3	25 s
AVANÇADO	3	25 s

Sequência do movimento

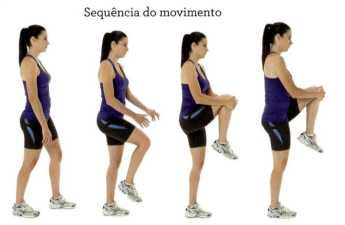

PRECAUÇÃO
Este alongamento não envolve nenhum risco específico, embora se deva manter o equilíbrio nas diferentes fases do exercício, em especial nos momentos em que há apenas um ponto de apoio.

INDICAÇÃO
Para todos os tipos de corredores, em particular para velocistas, os de corrida com barreiras e pessoas que participam de provas de obstáculos, *trail running* e *skyrunning*.

Alongamentos dinâmicos no aquecimento para a corrida / 43

15 ALONGAMENTOS DINÂMICOS

Step

INÍCIO
Posicione-se sobre um *step*, degrau, meio-fio ou qualquer outro apoio semelhante que se encontre ligeiramente acima do nível do solo. Apoie sobre ele apenas a parte anterior da planta do pé e incline um pouco o corpo para a frente, para manter o equilíbrio.

TÉCNICA
Abaixe um calcanhar mediante a dorsiflexão do tornozelo, ao mesmo tempo que levanta o outro, e então repita esta ação, invertendo o papel de cada pé, como se subisse degraus. Mantenha esse ciclo de movimentos de forma contínua e sem paradas.

NÍVEL	SÉRIES	DURAÇÃO
INICIANTE	3	25 s
INTERMEDIÁRIO	3	30 s
AVANÇADO	3	35 s

Sequência do movimento

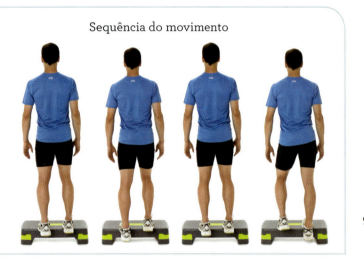

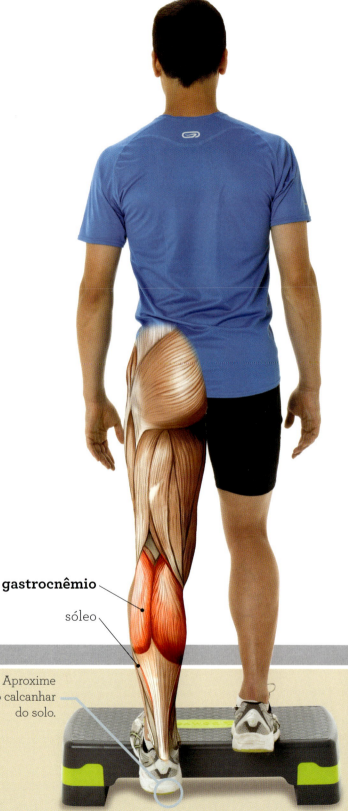

gastrocnêmio
sóleo

Aproxime o calcanhar do solo.

PRECAUÇÃO
Apoie-se sobre uma estrutura fixa ou bem pesada, que em nenhum caso possa virar ou girar durante o exercício, e incline ligeiramente o corpo para a frente.

INDICAÇÃO
Para todos os tipos de corredores, em particular para os que realizam provas de longa duração ou treinam durante períodos prolongados, como aqueles que praticam maratona, triatlo etc.

44 / Alongamentos dinâmicos no aquecimento para a corrida

ALONGAMENTOS DINÂMICOS | 16

Passo militar

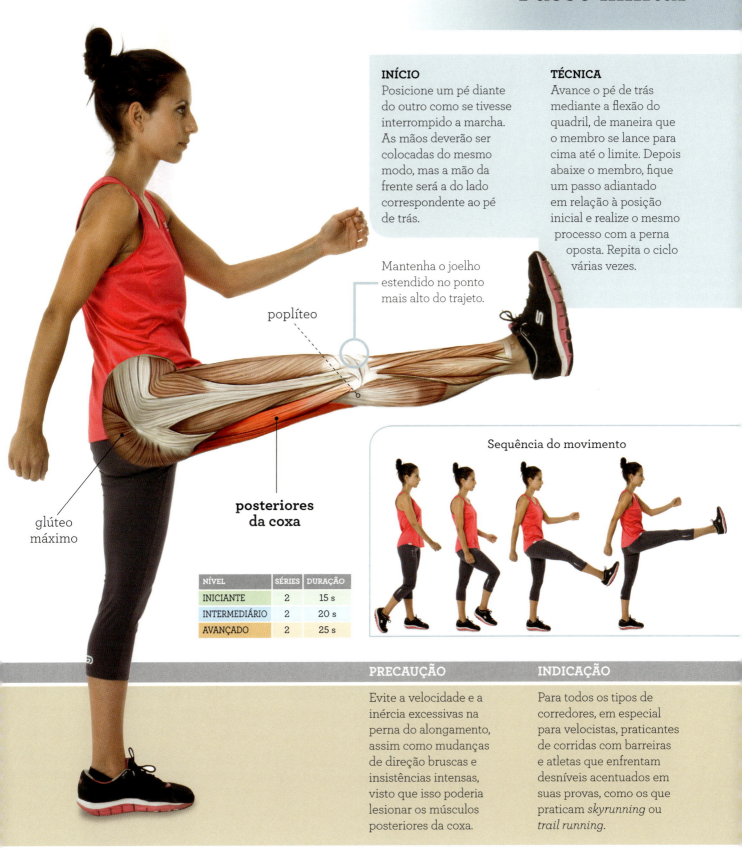

INÍCIO
Posicione um pé diante do outro como se tivesse interrompido a marcha. As mãos deverão ser colocadas do mesmo modo, mas a mão da frente será a do lado correspondente ao pé de trás.

TÉCNICA
Avance o pé de trás mediante a flexão do quadril, de maneira que o membro se lance para cima até o limite. Depois abaixe o membro, fique um passo adiantado em relação à posição inicial e realize o mesmo processo com a perna oposta. Repita o ciclo várias vezes.

Mantenha o joelho estendido no ponto mais alto do trajeto.

poplíteo

glúteo máximo

posteriores da coxa

Sequência do movimento

NÍVEL	SÉRIES	DURAÇÃO
INICIANTE	2	15 s
INTERMEDIÁRIO	2	20 s
AVANÇADO	2	25 s

PRECAUÇÃO
Evite a velocidade e a inércia excessivas na perna do alongamento, assim como mudanças de direção bruscas e insistências intensas, visto que isso poderia lesionar os músculos posteriores da coxa.

INDICAÇÃO
Para todos os tipos de corredores, em especial para velocistas, praticantes de corridas com barreiras e atletas que enfrentam desníveis acentuados em suas provas, como os que praticam *skyrunning* ou *trail running*.

Alongamentos dinâmicos no aquecimento para a corrida / 45

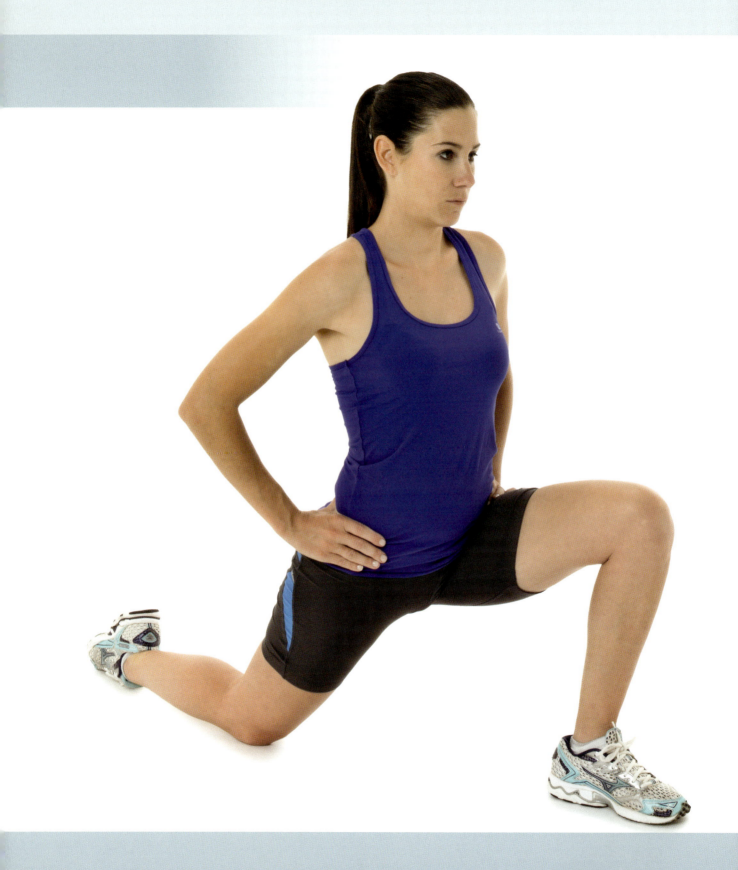

ALONGAMENTOS
ESTÁTICOS POSTERIORES À PRÁTICA DA CORRIDA

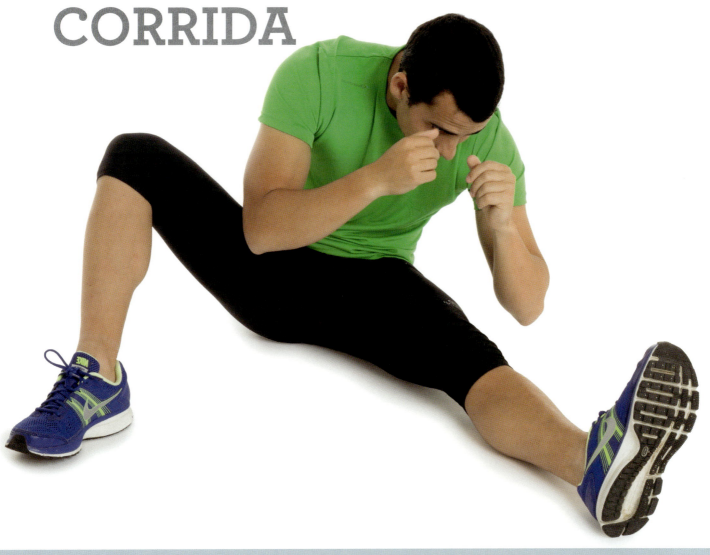

FUNDAMENTOS DOS ALONGAMENTOS ESTÁTICOS

Os alongamentos estáticos, sem dúvida, são os mais populares e tradicionalmente são associados à prática esportiva. Embora seja certo, como vimos na seção anterior, que não parecem ser os mais adequados durante o aquecimento prévio ao treinamento ou competição (exceto para determinadas modalidades como a ginástica rítmica), eles podem ser muito benéficos se realizados em outros momentos.

Os alongamentos estáticos demonstraram ser mais efetivos quando o objetivo é alcançar a máxima amplitude possível de movimento, em especial os passivos e os realizados mediante facilitação neuromuscular proprioceptiva (FNP). Também podem apresentar vantagens em determinados momentos vinculados à competição. Por exemplo, se durante um descanso em uma competição o atleta sente um músculo sobrecarregado ou especialmente exausto, pode aplicar suaves alongamentos combinados com massagem sobre a região para enfrentar o tempo seguinte ou o jogo com maiores garantias de conseguir aguentar, como vemos em diversas ocasiões nos descansos das partidas de tênis.

Realizados depois da prática esportiva, em particular naqueles esportes em que a solicitação muscular durante o treinamento ou a competição é muito elevada, como nas corridas de 4 x 400 ou nos esportes de força e hipertrofia, os alongamentos estáticos podem favorecer a renovação do sangue muscular e, portanto, fornecer uma maior quantidade de oxigênio e nutrientes ao músculo. Isso, sem dúvida, favorecerá a recuperação pelo menos parcial dos músculos envolvidos.

No entanto, as sessões de alongamentos não relacionadas com a prática esportiva, ou seja, realizadas de forma isolada, constituem uma boa maneira de aumentar a flexibilidade e até mesmo favorecer o relaxamento. Para esse tipo de treinamento, é necessário lembrar que toda sessão de alongamentos deve estar vinculada a um aquecimento, por breve que seja, da região envolvida, já que os músculos devem estar preparados antes de serem submetidos a tensões como as ocasionadas por um alongamento estático. De qualquer modo, se o esporte for a corrida, uma flexibilidade extrema pode ser contraproducen-

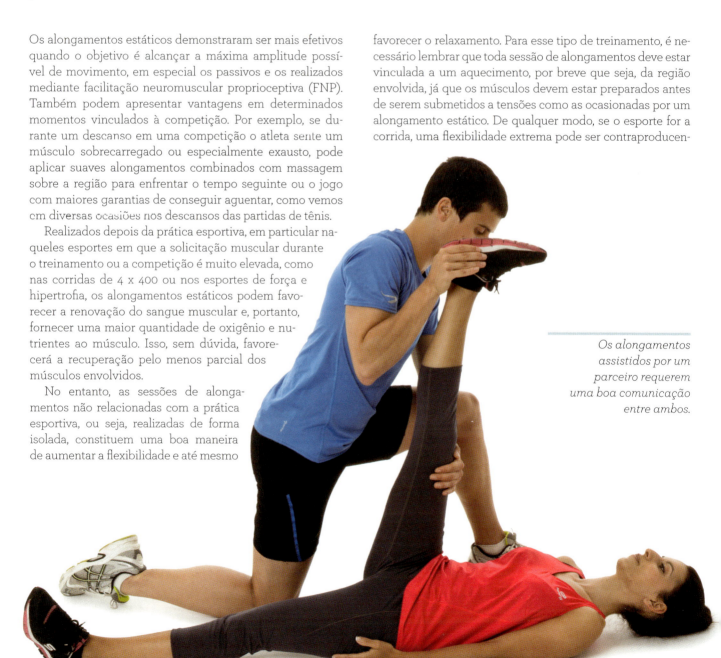

Os alongamentos assistidos por um parceiro requerem uma boa comunicação entre ambos.

48 / Alongamentos estáticos posteriores à prática da corrida

te, já que pode provocar instabilidade articular, o que não é adequado em um esporte no qual a estabilidade das articulações é essencial para enfrentar o impacto repetitivo da corrida, em especial quando se trata de superfícies irregulares.

Às vezes, a prática esportiva é realizada em grupo ou na companhia de um amigo, colega ou até mesmo um preparador. Isso pode permitir alongar de forma assistida, ou seja, que o parceiro ajude durante o alongamento, para chegar um pouco mais longe do que se chegaria se os exercícios de flexibilidade fossem realizados sem ajuda.

Em princípio isso é positivo, mas é preciso assegurar-se de que o parceiro saiba como assistir e de que a comunicação seja constante. Uma boa comunicação e uma velocidade de execução adequada reduzirão muitíssimo o risco de lesão. Não é preciso dizer que puxadas e brincadeiras devem ser deixados para o "terceiro tempo", e nunca realizados quando se assiste um colega durante o alongamento, visto que os resultados podem ser catastróficos.

Deve-se levar em consideração determinados fatores ao realizar os alongamentos:

■ Os alongamentos estáticos com duração entre 15 e 30 segundos demonstraram ser os mais efetivos para aumentar a flexibilidade, embora alguns autores recomendem durações de até 60 segundos, em especial quando se trata de grupos musculares muito potentes.

■ Um alongamento poderá ser realizado várias vezes em uma mesma sessão, desde que se deixe o tempo de descanso oportuno entre as séries.

■ Atinge-se a melhora da flexibilidade, como qualquer melhora na atividade física, de forma progressiva; portanto, exceder-se na intensidade dos alongamentos não levará a uma progressão mais rápida, e sim à lesão, quase com toda a certeza.

■ Priorizar é básico, visto que nem todos os músculos do corpo mostram o mesmo grau de rigidez ou flexibilidade, e incidir naqueles que já são mais flexíveis ou esquecer os mais rígidos conduzirá a uma economia de corrida menor e a uma diminuição do desempenho esportivo.

Finalmente, é preciso lembrar que o alongamento de determinado grupo muscular deve ser realizado com a musculatura aquecida fora do momento escolhido para a sessão de alongamentos, e que a soma de aquecimento e alongamentos sempre oferecerá melhores resultados que os alongamentos realizados de forma isolada, sejam eles dinâmicos ou estáticos.

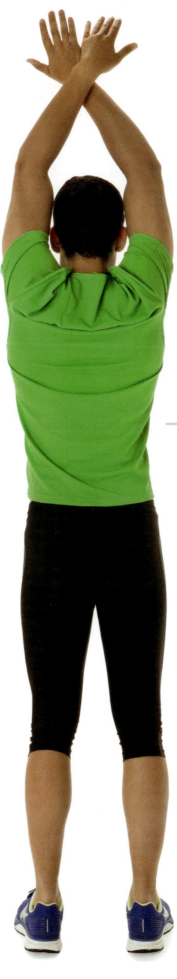

Se treinamos sem a ajuda de um parceiro, o alongamento ativo pode nos proporcionar o alongamento de muitos grupos musculares.

ALONGAMENTOS PARA O TRONCO

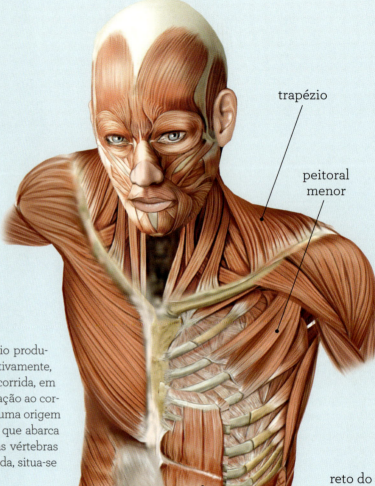

TRAPÉZIO
As partes descendente e transversa do trapézio produzem a elevação e a adução da escápula, respectivamente, que interferem no movimento dos braços na corrida, em especial na fase em que o braço recua com relação ao corpo pela extensão do ombro. Este músculo tem uma origem ampla por sua disposição em forma de leque, que abarca o osso occipital e os processos espinhosos das vértebras cervicais e torácicas. Sua inserção, mais reduzida, situa-se no acrômio e na espinha da escápula.

LATÍSSIMO DO DORSO
Este potente músculo desempenha as funções de extensão, adução e rotação medial do ombro. A função de extensão do ombro interfere diretamente no movimento dos braços na corrida, deslocando o braço para trás. Tem sua origem nos processos espinhosos das vértebras T6 a L5 e sacras e na crista posterior do ílio, e sua inserção se encontra no terço proximal do úmero.

RETO DO ABDOME
Sua função mais visível é a flexão do tronco, mas contribui para sustentação e proteção das vísceras, assim como para a expiração forçada e o equilíbrio postural estático e dinâmico, de modo que possui grande importância, não só na corrida, mas também em qualquer atividade física e esportiva. Tem sua origem no púbis, e sua inserção nas costelas V, VI e VII e no esterno.

ALONGAMENTOS PARA O TRONCO

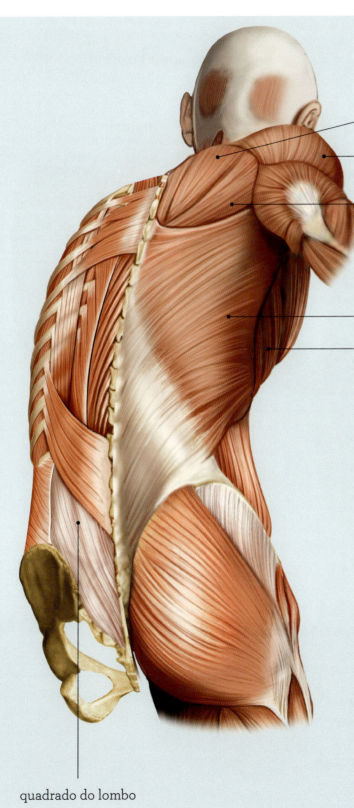

redondo menor
deltoide
redondo maior
latíssimo do dorso
serrátil anterior
quadrado do lombo

OBLÍQUOS EXTERNO E INTERNO DO ABDOME
Ambos contribuem para a rotação do tronco e colaboram com o reto e o transverso do abdome na sustentação das vísceras, na expiração forçada e na correção postural estática e dinâmica, de modo que são de grande importância na prática da corrida e em muitos outros esportes.
O oblíquo externo tem sua origem nas costelas V a XII, e sua inserção na crista ilíaca, na fáscia toracolombar, na linha alba e no púbis.
O oblíquo interno tem sua origem na crista ilíaca, na fáscia toracolombar e no ligamento inguinal, e sua inserção nas costelas IX a XII, na aponeurose do transverso do abdome, no ligamento inguinal, na linha alba e nas cartilagens das costelas VII a IX.

QUADRADO DO LOMBO
Estes dois músculos, um de cada lado do corpo, produzem a extensão da parte lombar da coluna quando trabalham simultaneamente, e a flexão lateral do tronco se o fazem unilateralmente. Quando trabalham ao mesmo tempo, realizam a função oposta à do reto do abdome, razão pela qual o equilíbrio entre ambos determinará em grande proporção a correção postural do indivíduo, seja em sua vida diária ou durante a prática da corrida ou outras atividades esportivas. O quadrado do lombo tem sua origem na crista e na margem interna do ílio, e sua inserção na margem inferior da costela XII e nos processos transversos das vértebras L1 a L4.

Alongamentos estáticos posteriores à prática da corrida

17 TRONCO / **TRAPÉZIO**

Tração com braços cruzados

INÍCIO
Posicione-se em pé e incline o tronco à frente sem que este chegue a formar um ângulo de 90° com as coxas. Afaste os pés, deixando entre eles uma distância equivalente à largura dos ombros, e deixe pender os braços.

TÉCNICA
Cruze os braços e segure com as mãos a região externa das coxas, logo acima do joelho. Certifique-se de que cada mão segura a perna oposta. A seguir, puxe o tronco para cima como se tentasse se erguer, procurando estendê-lo, mas sem soltar as mãos nem trocar os pontos de fixação. Você notará a tensão na parte superior das costas, na altura das escápulas.

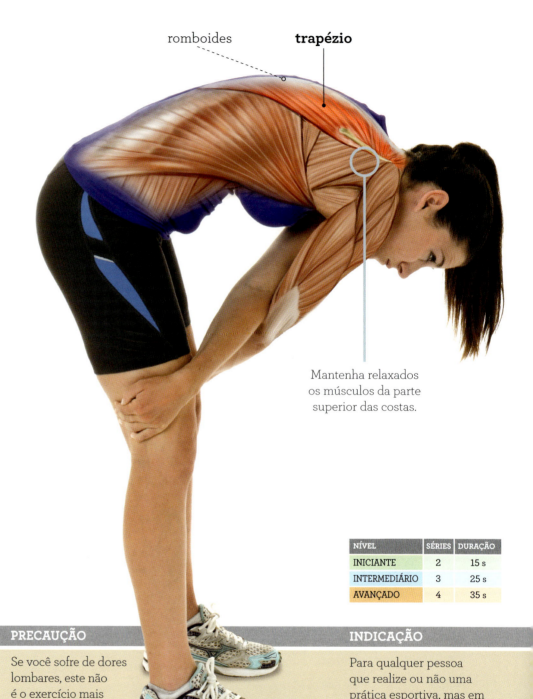

romboides — **trapézio**

Mantenha relaxados os músculos da parte superior das costas.

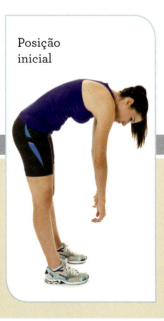

Posição inicial

NÍVEL	SÉRIES	DURAÇÃO
INICIANTE	2	15 s
INTERMEDIÁRIO	3	25 s
AVANÇADO	4	35 s

PRECAUÇÃO
Se você sofre de dores lombares, este não é o exercício mais adequado, por isso deverá evitá-lo ou realizá-lo de forma especialmente cuidadosa, permanecendo bem atento a qualquer sinal de dor ou desconforto.

INDICAÇÃO
Para qualquer pessoa que realize ou não uma prática esportiva, mas em especial se sofrer de dores, contraturas ou tensões na parte superior das costas.

52 / Alongamentos estáticos posteriores à prática da corrida

LATÍSSIMO DO DORSO / TRONCO 18

Flexão de ombros com as mãos cruzadas

Mantenha as mãos cruzadas.

serrátil anterior

redondo maior

latíssimo do dorso

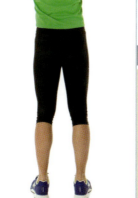
Posição inicial

INÍCIO
Posicione o tronco totalmente estendido, levante os braços e cruze as mãos logo acima da cabeça. Quando alcançar essa posição, assegure-se de que os cotovelos estejam flexionados, os braços relaxados e os pés suficientemente afastados para que possa se manter estável durante a execução do exercício.

TÉCNICA
Estenda os cotovelos, de maneira que as mãos avancem para cima ao mesmo tempo que se mantêm cruzadas e em contato. Se conseguir uma boa extensão dos cotovelos enquanto mantém as mãos cruzadas e perpendiculares à coluna, o exercício cumprirá seu objetivo, mas não será efetivo se qualquer desses pontos não forem atendidos.

NÍVEL	SÉRIES	DURAÇÃO
INICIANTE	3	20 s
INTERMEDIÁRIO	3	30 s
AVANÇADO	4	35 s

PRECAUÇÃO
Embora este exercício não envolva riscos, ele exige a flexão máxima dos ombros, o que pode gerar desconforto ou restrição aos movimentos em pessoas com lesões prévias ou instabilidade nessa articulação.

INDICAÇÃO
Para corredores, porque, embora o latíssimo do dorso não costume provocar problemas por encurtamento nem por tensão excessiva, ele interfere no movimento dos braços na corrida. Também especialmente para triatletas, pelo alto envolvimento desse músculo na natação.

Alongamentos estáticos posteriores à prática da corrida / 53

19 TRONCO / **LATÍSSIMO DO DORSO**

Inclinação do braço elevado

INÍCIO

Mantenha-se com o tronco erguido e ereto e com os pés afastados em uma distância ligeiramente superior à largura dos ombros. Flexione o ombro e eleve uma mão, de maneira que o cotovelo fique totalmente estendido e os dedos apontem para cima. Você pode apoiar a outra mão na cintura, para obter maior conforto.

TÉCNICA

Incline o braço elevado para o lado oposto, acompanhando-o com uma ligeira flexão lateral do tronco no mesmo sentido. Lembre-se de que o importante é a inclinação do braço, e não quão longe a mão chegue. Passados alguns segundos, repita o alongamento para o outro lado.

Incline o braço tanto quanto seja possível, envolvendo a articulação do ombro.

redondo maior

latíssimo do dorso

oblíquo externo

Posição inicial

NÍVEL	SÉRIES	DURAÇÃO
INICIANTE	3	20 s
INTERMEDIÁRIO	3	30 s
AVANÇADO	4	35 s

PRECAUÇÃO

Mantenha uma separação suficiente entre os pés para evitar a instabilidade no momento de inclinar o braço e flexionar lateralmente o tronco.

INDICAÇÃO

Para todo tipo de corredores, em especial para os que combinam a corrida com a natação, como os triatletas.

54 / Alongamentos estáticos posteriores à prática da corrida

LATÍSSIMO DO DORSO / TRONCO 20

Flexão lateral do tronco

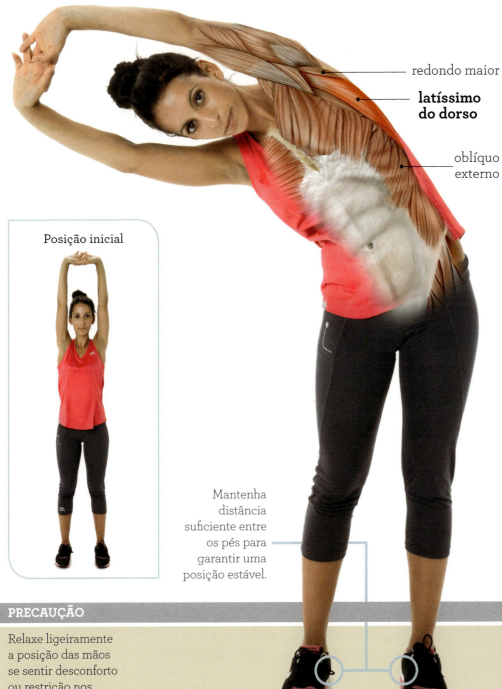

redondo maior
latíssimo do dorso
oblíquo externo

Posição inicial

Mantenha distância suficiente entre os pés para garantir uma posição estável.

INÍCIO
Entrelace os dedos das mãos de modo que as palmas fiquem para fora e os dorsos voltados para você. Eleve os braços, com os cotovelos estendidos e os dedos entrelaçados, fazendo que as palmas fiquem para cima.

TÉCNICA
Ao flexionar o tronco lateralmente, mantendo a posição dos braços e das mãos, você sentirá a tensão do alongamento na região lateral das costas. Lembre-se de que este é um alongamento unilateral, por isso é preciso realizá-lo uma vez para cada lado.

NÍVEL	SÉRIES	DURAÇÃO
INICIANTE	3	20 s
INTERMEDIÁRIO	3	30 s
AVANÇADO	4	35 s

PRECAUÇÃO
Relaxe ligeiramente a posição das mãos se sentir desconforto ou restrição nos movimentos dos dedos durante a realização do exercício.

INDICAÇÃO
Para corredores em geral, em virtude do envolvimento do latíssimo do dorso no movimento dos braços na corrida e, em especial, para aqueles que combinam a corrida com a natação, como os triatletas, ou que praticam outros esportes que envolvam os membros superiores.

Alongamentos estáticos posteriores à prática da corrida / 55

21 TRONCO / **LATÍSSIMO DO DORSO**

Deslizamento de lado

INÍCIO
Posicione-se em quatro apoios sobre as mãos e os joelhos. Estes deverão se situar perpendiculares aos quadris; e as mãos, alguns centímetros à frente dos ombros. Os cotovelos devem ficar estendidos e as costas retas.

TÉCNICA
Deslize uma de suas mãos para a frente sem perder o apoio. Isso fará com que seu corpo se incline, e o lado que se alonga se aproximará do solo. A flexão máxima do ombro gerará a tensão suficiente no latíssimo do dorso para permitir o alongamento.

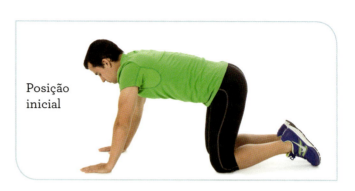

Posição inicial

NÍVEL	SÉRIES	DURAÇÃO
INICIANTE	2	20 s
INTERMEDIÁRIO	2	30 s
AVANÇADO	3	35 s

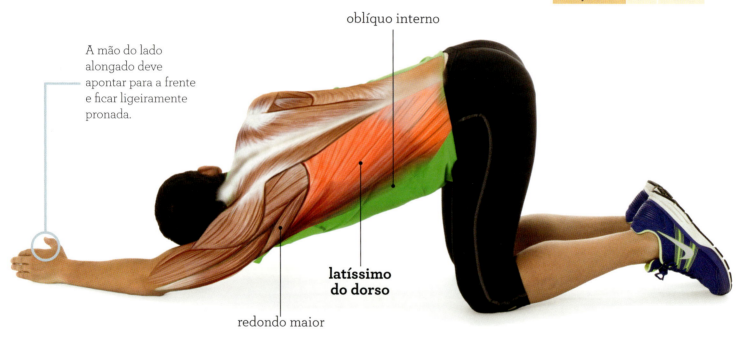

A mão do lado alongado deve apontar para a frente e ficar ligeiramente pronada.

oblíquo interno

latíssimo do dorso

redondo maior

PRECAUÇÃO
Realize o movimento de forma lenta e progressiva, colocando a maior parte do peso sobre o braço que permanece fixo.

INDICAÇÃO
Para pessoas que sentem tensão nas partes média e inferior das costas e para corredores, pelo fato de o latíssimo do dorso estar envolvido no movimento dos braços na corrida, assim como para quem pratica triatlo, pelo envolvimento dessa musculatura na natação.

56 / Alongamentos estáticos posteriores à prática da corrida

LATÍSSIMO DO DORSO / TRONCO 22

Tração unilateral com suporte

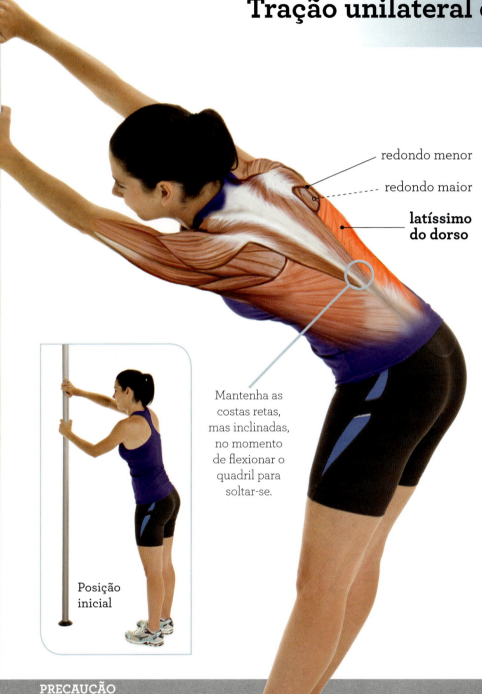

- redondo menor
- redondo maior
- **latíssimo do dorso**

Mantenha as costas retas, mas inclinadas, no momento de flexionar o quadril para soltar-se.

Posição inicial

INÍCIO
Posicione-se diante de um suporte vertical fixo sobre o qual possa exercer tração. Segure-se nele com as duas mãos, uma por cima da outra, com as palmas de ambas dirigidas no mesmo sentido. Os pés deverão apresentar uma separação de no mínimo um palmo e um apoio simétrico.

TÉCNICA
Solte-se mediante uma flexão de quadril, mantendo as costas e as pernas retas. Neste ponto, o braço que está por baixo se apoiará no suporte, exercendo pressão ou movimento de empurrar, enquanto o que está por cima deverá puxar o suporte.

NÍVEL	SÉRIES	DURAÇÃO
INICIANTE	2	20 s
INTERMEDIÁRIO	3	35 s
AVANÇADO	4	30 s

PRECAUÇÃO
Assegure-se de que o suporte usado seja suficientemente resistente e que tanto os pés como as mãos estejam firmes em seus pontos de apoio.

INDICAÇÃO
Para corredores, em especial para os que combinam a corrida com outras modalidades esportivas, como os triatletas, e para aquelas pessoas que sentem tensão nas regiões média e inferior das costas.

Alongamentos estáticos posteriores à prática da corrida / 57

23 TRONCO / **RETO DO ABDOME**

Extensão da coluna em decúbito ventral

INÍCIO
Posicione-se em decúbito ventral e apoie as mãos junto aos ombros como se fosse realizar uma flexão. O tórax, o abdome e as coxas deverão estar em contato com o solo; as pernas e os tornozelos, relaxados; e os cotovelos, totalmente flexionados.

TÉCNICA
Estenda os cotovelos, pois isso facilitará a elevação do tórax e do abdome, mas mantenha o quadril no solo ou muito próximo a ele, para provocar a extensão da coluna vertebral e o alongamento dos músculos abdominais.

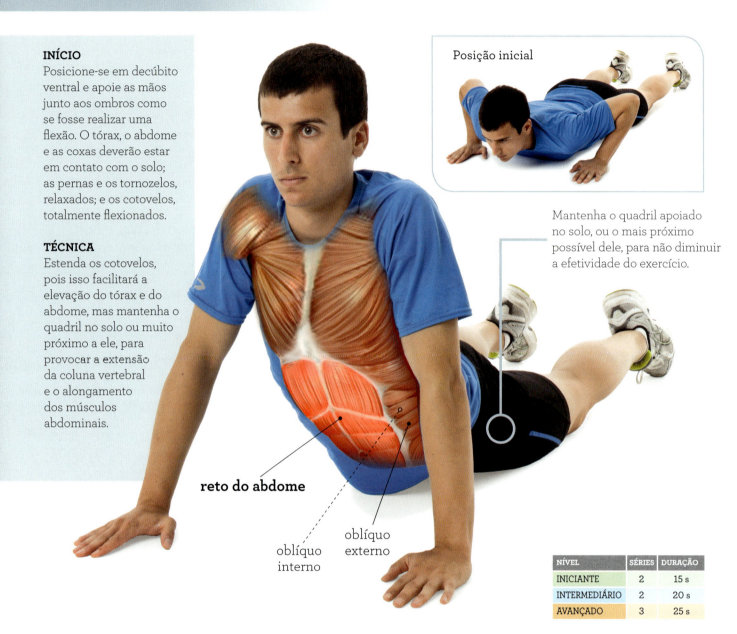

Posição inicial

Mantenha o quadril apoiado no solo, ou o mais próximo possível dele, para não diminuir a efetividade do exercício.

reto do abdome

oblíquo interno

oblíquo externo

NÍVEL	SÉRIES	DURAÇÃO
INICIANTE	2	15 s
INTERMEDIÁRIO	2	20 s
AVANÇADO	3	25 s

PRECAUÇÃO
Evite este exercício ou reduza a intensidade e o tempo que emprega na sua realização caso sofra de distúrbios ou dores na região lombar.

INDICAÇÃO
Para todos os corredores, uma vez que os músculos abdominais contribuem para a estabilidade do tronco, especialmente para velocistas, já que estes músculos interferem na respiração, um elemento de especial importância nas provas de média e longa distância.

58 / Alongamentos estáticos posteriores à prática da corrida

OBLÍQUOS / TRONCO **24**

Rotação de tronco com apoio

oblíquo interno · **oblíquo externo** · quadrado do lombo

Mantenha os pés afastados para garantir um bom equilíbrio.

INÍCIO
Posicione os pés afastados em uma distância equivalente a aproximadamente duas vezes àquela entre os ombros e mantenha os joelhos estendidos. Por meio de uma flexão de quadril, incline o tronco e alcance um dos tornozelos com ambas as mãos. Apoie as palmas das mãos logo acima dele.

TÉCNICA
Levante a mão oposta ao tornozelo sobre o qual se apoia e mova-a para cima e para trás, sem soltar a outra, como se quisesse alcançar algo que estivesse atrás de você. A rotação do tronco lhe permitirá alongar o músculo oblíquo externo de um lado e o interno do lado oposto de forma simultânea.

NÍVEL	SÉRIES	DURAÇÃO
INICIANTE	2	20 s
INTERMEDIÁRIO	2	25 s
AVANÇADO	3	30 s

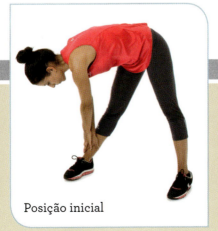

Posição inicial

PRECAUÇÃO
Não seja particularmente exigente com os alongamentos da musculatura abdominal, visto que o equilíbrio do tronco, a sustentação das vísceras e a expiração forçada dependem em grande parte de sua firmeza.

INDICAÇÃO
Para corredores de todas as distâncias, já que o bom estado da musculatura abdominal determina a estabilidade do tronco e contribui para manter uma respiração correta.

Alongamentos estáticos posteriores à prática da corrida / 59

25 TRONCO / **OBLÍQUOS**

Rotação de tronco com bastão

INÍCIO
Afaste os pés, deixando uma distância entre eles equivalente à largura dos ombros ou um pouco superior. Pegue um bastão ou outro objeto similar, segure suas extremidades com ambas as mãos e posicione-o por trás do pescoço, apoiado sobre os ombros. O grau de flexão dos cotovelos não é determinante, e você pode prescindir do bastão caso não disponha de um.

TÉCNICA
Realize uma rotação de tronco de maneira que uma extremidade do bastão fique voltada para a frente e a outra para trás. Mantenha a posição alguns segundos e então realize a rotação no sentido oposto. Neste exercício, você trabalhará o oblíquo externo de um lado e, ao mesmo tempo, o interno do lado oposto. Pode-se realizar este alongamento de maneira dinâmica, girando em um sentido e em outro de forma contínua.

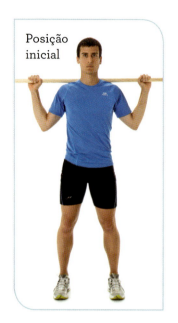

Posição inicial

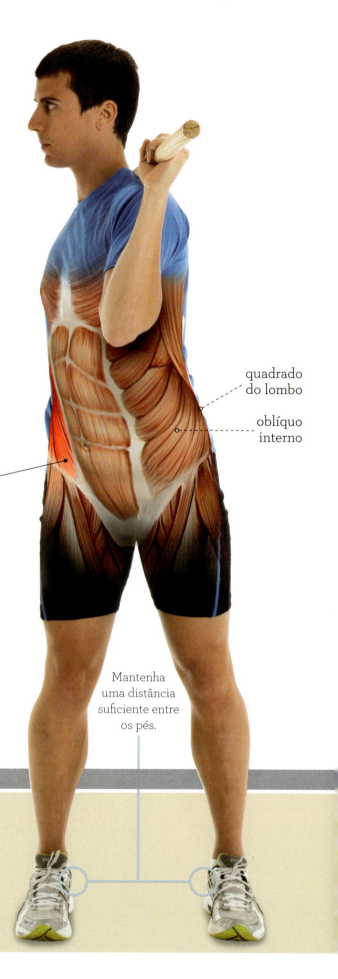

oblíquo externo

quadrado do lombo

oblíquo interno

Mantenha uma distância suficiente entre os pés.

NÍVEL	SÉRIES	DURAÇÃO
INICIANTE	2	20 s
INTERMEDIÁRIO	2	25 s
AVANÇADO	3	30 s

PRECAUÇÃO
Caso realize este exercício de forma dinâmica, procure não ser brusco nas mudanças de sentido, embora não seja possível eliminar totalmente o pequeno "tranco" que se produz.

INDICAÇÃO
Para todo tipo de corredores, independentemente das provas que disputam ou das distâncias que percorrem, visto que a musculatura abdominal contribui para a estabilidade do tronco e a função respiratória.

60 / Alongamentos estáticos posteriores à prática da corrida

OBLÍQUOS / TRONCO 26

Rotação de tronco no solo

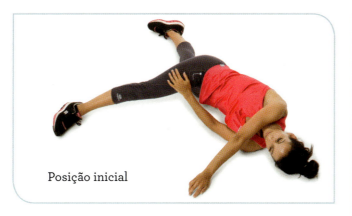

Posição inicial

INÍCIO
Deite-se de lado no chão, avance a perna que se encontra em cima e recue a de baixo, de forma que os pés fiquem em contato com o solo, mas afastados. A mão mais baixa pode se apoiar sobre a perna ou no chão, junto a ela. O braço que se encontra em cima deverá estar estendido à frente.

TÉCNICA
Realize uma rotação do tronco de maneira que a mão que está à frente se desloque para trás por cima de você, até chegar, se possível, a tocar o solo às suas costas. Detenha o movimento e mantenha a posição durante alguns segundos, o que possibilitará o alongamento do oblíquo externo de um lado e do interno do outro.

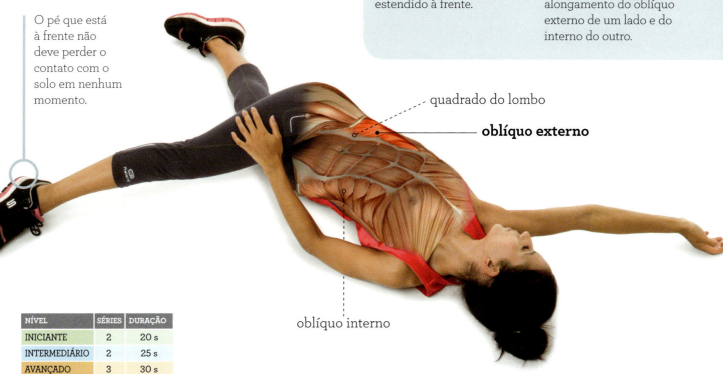

O pé que está à frente não deve perder o contato com o solo em nenhum momento.

quadrado do lombo
oblíquo externo
oblíquo interno

NÍVEL	SÉRIES	DURAÇÃO
INICIANTE	2	20 s
INTERMEDIÁRIO	2	25 s
AVANÇADO	3	30 s

PRECAUÇÃO
Realize o exercício lentamente, em especial se sofrer de dores nas costas ou se tiver alguma lesão de coluna, e evite deitar-se sobre superfícies muito rígidas sempre que possível.

INDICAÇÃO
Para corredores de todas as modalidades, pela importância da musculatura abdominal na respiração e na estabilidade do tronco, em especial para atletas de triatlo.

Alongamentos estáticos posteriores à prática da corrida / 61

27 TRONCO / OBLÍQUOS

Crucifixo deitado

INÍCIO
Em decúbito dorsal, posicione os braços em cruz, com as palmas de ambas as mãos em contato com o solo, atuando como suporte. A seguir, flexione os quadris e joelhos em 90°, mantendo as pernas unidas, como faria ao sentar-se em uma cadeira.

TÉCNICA
Sem alterar o grau de flexão dos quadris e dos joelhos, realize uma rotação de tronco que lhe permita levar as pernas para um lado. Tente fazer que a região externa da coxa que está embaixo entre em contato com o solo, sem que a parte superior das costas se afaste dele.

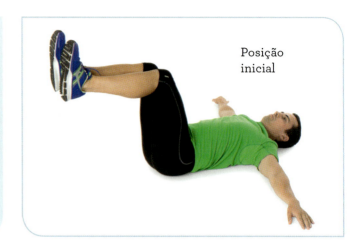

Posição inicial

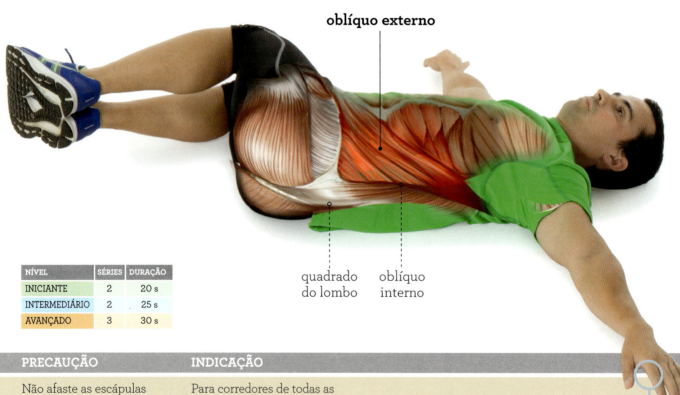

oblíquo externo

quadrado do lombo

oblíquo interno

NÍVEL	SÉRIES	DURAÇÃO
INICIANTE	2	20 s
INTERMEDIÁRIO	2	25 s
AVANÇADO	3	30 s

PRECAUÇÃO
Não afaste as escápulas do solo na fase final do exercício, para não desvirtuar a técnica nem diminuir a eficácia do exercício.

INDICAÇÃO
Para corredores de todas as distâncias, em especial para aqueles que participam de provas de triatlo.

Mantenha as palmas das mãos firmes no solo, como suporte, para que a parte superior das costas permaneça unida a ele.

QUADRADO DO LOMBO / TRONCO — 28

Crucifixo em pé

Posição inicial

INÍCIO
Posicione os pés afastados em uma distância semelhante à que existe entre os ombros. Coloque os braços em cruz com os cotovelos totalmente estendidos, formando um ângulo de 90° com o tronco. Mantenha as costas eretas e perpendiculares ao solo.

TÉCNICA
Desloque o tronco lateralmente, de maneira que a coluna perca sua perpendicularidade com o solo e os ombros já não fiquem alinhados com os quadris. Os braços deverão continuar em cruz e paralelos ao solo. O movimento é bem curto e em nenhum caso deverá deslocar os pés de seu ponto de apoio inicial.

oblíquo interno

oblíquo externo

quadrado do lombo

Mantenha os braços paralelos ao solo.

NÍVEL	SÉRIES	DURAÇÃO
INICIANTE	3	20 s
INTERMEDIÁRIO	5	30 s
AVANÇADO	6	40 s

PRECAUÇÃO
Mantenha distância suficiente entre os pés para assegurar o equilíbrio na fase final do exercício.

INDICAÇÃO
Para aqueles atletas que sofrem tensão na região lombar, em especial se for devida a uma lordose excessiva.

Alongamentos estáticos posteriores à prática da corrida / 63

ALONGAMENTOS PARA MEMBROS SUPERIORES, OMBROS E PEITORAIS

DELTOIDE
Possui três porções com funções distintas.
Porção anterior ou clavicular: sua principal função é a flexão do ombro, ação produzida ao avançar um membro superior durante o movimento dos braços na corrida, o que melhora o impulso e o equilíbrio dinâmico do corredor. Tem sua origem no terço distal da clavícula, e sua inserção na tuberosidade para o músculo deltoide.
Porção média ou acromial: sua função principal é a abdução do ombro, portanto, é a que menos participa no movimento dos braços na corrida, embora mantenha o braço ligeiramente afastado do corpo. Sua origem se encontra na parte superior do acrômio, e sua inserção na tuberosidade para o músculo deltoide.
Porção posterior ou espinal: é responsável, em parte, pela extensão do ombro, o que permite levar o membro superior para trás no movimento dos braços durante a corrida. Esta porção participa também da abdução do ombro. Sua origem se localiza na espinha da escápula, e sua inserção na tuberosidade para o músculo deltoide.

PEITORAL MAIOR
Suas funções são a flexão, a adução e a rotação medial do ombro, por isso interfere, junto ao deltoide, no movimento dos braços durante a corrida, avançando o braço em relação à linha mediana do corpo e contribuindo, assim, para o impulso e a estabilidade do corredor. Tem sua origem na superfície anterior da clavícula, corpo do esterno, cartilagens costais anteriores das costelas I a VI e aponeurose do músculo oblíquo, e sua inserção no sulco intertubercular do úmero.

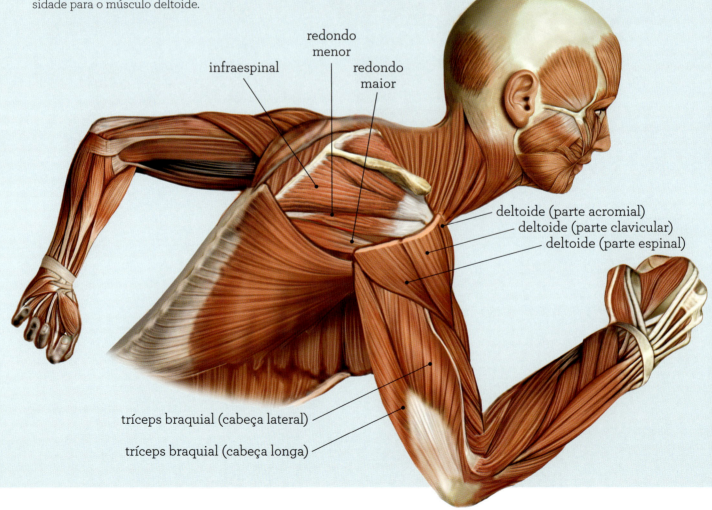

64 / Alongamentos estáticos posteriores à prática da corrida

ALONGAMENTOS PARA MEMBROS SUPERIORES, OMBROS E PEITORAIS

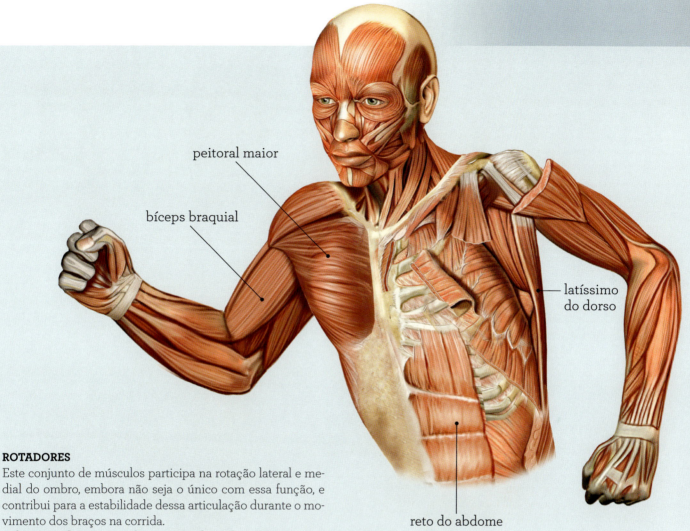

peitoral maior
bíceps braquial
latíssimo do dorso
reto do abdome

ROTADORES
Este conjunto de músculos participa na rotação lateral e medial do ombro, embora não seja o único com essa função, e contribui para a estabilidade dessa articulação durante o movimento dos braços na corrida.
Infraespinal: é um rotador externo do ombro. Tem sua origem na fossa infraespinal da escápula, e sua inserção no tubérculo maior do úmero.
Redondo menor: é um rotador externo do ombro. Tem sua origem na margem lateral da escápula, e sua inserção no tubérculo maior do úmero.
Subescapular: é um rotador interno do ombro. Tem sua origem na fossa subescapular, e sua inserção no tubérculo menor do úmero.
Redondo maior: é um rotador interno do ombro. Tem sua origem no ângulo inferior da escápula, e sua inserção no sulco intertubercular do úmero.

BÍCEPS BRAQUIAL
É formado por dois fascículos cujas principais funções são a flexão do cotovelo e a supinação do antebraço, razão pela qual contribui para manter a flexão estática do cotovelo em cerca de 90° nas corridas de resistência e a flexão-extensão contínua deste nos velocistas, o que proporciona impulso e estabilidade ao corredor. O primeiro fascículo tem sua origem no processo coracoide da escápula e sua inserção na tuberosidade do rádio, e o segundo tem sua origem no tubérculo supraglenoidal da escápula e sua inserção na tuberosidade bicipital e fáscia do antebraço por meio da aponeurose bicipital.

TRÍCEPS BRAQUIAL
É formado por três fascículos ou cabeças que têm como funções principais a extensão do cotovelo e a extensão do ombro, de modo que contribuem especialmente na fase posterior do movimento dos braços dos velocistas, o que melhora seu equilíbrio dinâmico e impulso.
Cabeça longa: tem sua origem no tubérculo infraglenoidal da escápula, e sua inserção é compartilhada com as das outras duas cabeças no olécrano da ulna.
Cabeça lateral: tem sua origem no terço superior do úmero.
Cabeça medial: tem sua origem nos dois terços inferiores do úmero.

Alongamentos estáticos posteriores à prática da corrida / 65

29 MEMBROS SUPERIORES, OMBROS E PEITORAIS / DELTOIDE

Extensão de ombros bilateral

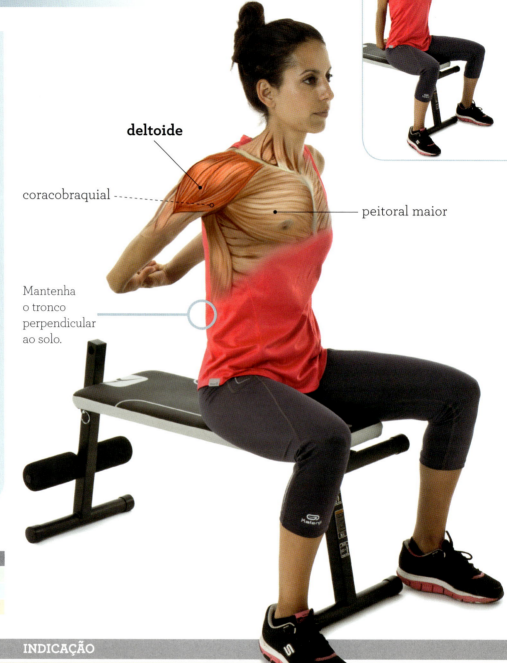

Posição inicial

deltoide
coracobraquial
peitoral maior

Mantenha o tronco perpendicular ao solo.

INÍCIO
Este exercício pode ser realizado tanto sentado como em pé. Em ambos os casos, você deverá manter o tronco perpendicular ao solo, com o olhar à frente, e entrelaçar os dedos de ambas as mãos por trás do quadril, de maneira que as palmas fiquem voltadas para dentro.

TÉCNICA
Realize uma extensão dos ombros, o mais acentuadamente possível, com as mãos entrelaçadas. Seu tronco não deverá perder a perpendicularidade com o solo em nenhum momento, e seu olhar deverá permanecer sempre à frente. Este é um alongamento ativo, razão pela qual sua efetividade irá diminuindo com o passar dos segundos.

NÍVEL	SÉRIES	DURAÇÃO
INICIANTE	2	10 s
INTERMEDIÁRIO	3	15 s
AVANÇADO	3	15 s

PRECAUÇÃO
Esteja especialmente atento à posição final, já que neste tipo de alongamento é comum ir diminuindo a tensão e o alongamento à medida que aparece a fadiga nos músculos ativos.

INDICAÇÃO
Para corredores em geral, pelo envolvimento do deltoide no movimento dos braços na corrida, em especial para os velocistas, nos quais este movimento é mais brusco e enérgico.

66 / Alongamentos estáticos posteriores à prática da corrida

DELTOIDE / MEMBROS SUPERIORES, OMBROS E PEITORAIS | 30

Posição do pássaro

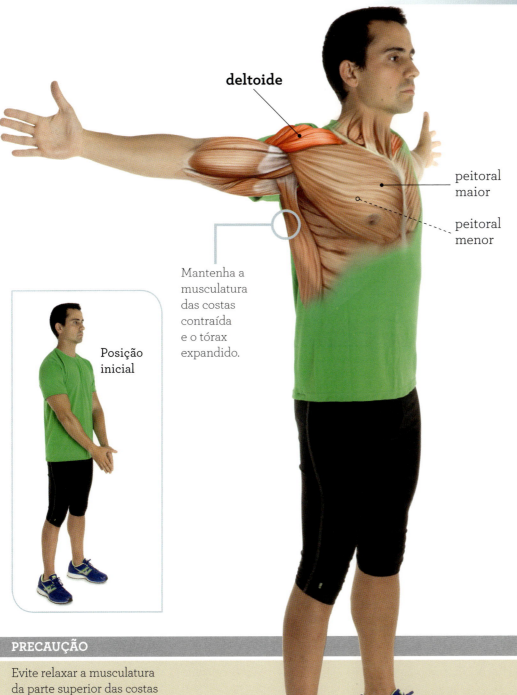

INÍCIO
Posicione-se com os pés alinhados com os ombros, e o tronco perpendicular ao solo. Mantenha os braços relaxados e as mãos na frente do corpo, com as palmas unidas ou muito próximas entre si.

TÉCNICA
Abra os braços, contraia a musculatura da região superior das costas e expanda o tórax, adotando uma posição semelhante à de uma ave de rapina planando, mas sem perder a perpendicularidade com o solo. Mantenha a contração máxima na musculatura da região superior das costas, para gerar o alongamento suficiente na parte clavicular do deltoide e no peitoral maior.

Labels: deltoide, peitoral maior, peitoral menor

Mantenha a musculatura das costas contraída e o tórax expandido.

Posição inicial

NÍVEL	SÉRIES	DURAÇÃO
INICIANTE	2	10 s
INTERMEDIÁRIO	2	15 s
AVANÇADO	3	15 s

PRECAUÇÃO
Evite relaxar a musculatura da parte superior das costas com o passar dos segundos, uma vez que o deltoide e o peitoral maior são músculos muito potentes e a efetividade de um alongamento ativo como este dependerá disso.

INDICAÇÃO
Para todos os corredores, dado o envolvimento do deltoide no movimento dos braços na corrida, em especial para velocistas, por todos os seus movimentos serem em geral mais bruscos e exigirem maior potência e explosão.

Alongamentos estáticos posteriores à prática da corrida

MEMBROS SUPERIORES, OMBROS E PEITORAIS / **DELTOIDE**

Extensão de ombros com suporte

INÍCIO
Posicione-se de costas para um suporte, como um banco alto, uma cadeira ou banqueta, com um pé avançado em relação ao outro. Coloque ambas as mãos unidas e apoiadas sobre o suporte escolhido, e os joelhos ligeiramente flexionados. Suas costas deverão permanecer perpendiculares ao solo e seu olhar voltado para a frente.

TÉCNICA
Faça o tronco descer mediante a flexão dos joelhos, de maneira que a extensão dos ombros se acentue e você sinta a tensão do alongamento na região anterior dessas articulações. Procure não inclinar excessivamente o tronco, já que isso diminuiria a efetividade do alongamento.

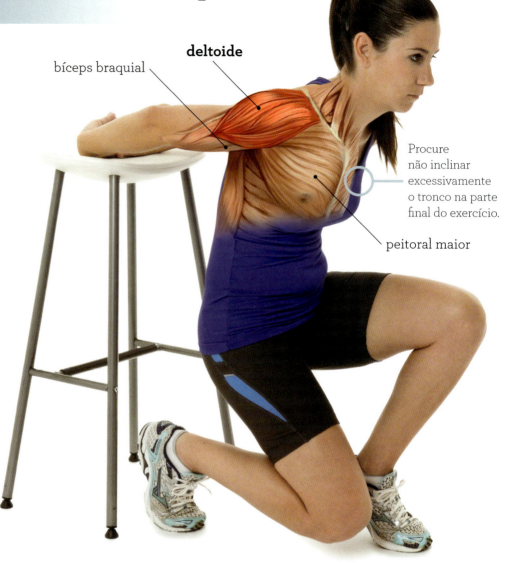

bíceps braquial
deltoide
Procure não inclinar excessivamente o tronco na parte final do exercício.
peitoral maior

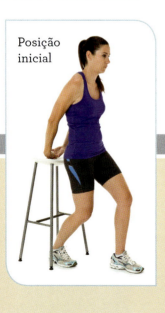

Posição inicial

NÍVEL	SÉRIES	DURAÇÃO
INICIANTE	2	20 s
INTERMEDIÁRIO	3	25 s
AVANÇADO	3	30 s

PRECAUÇÃO
Interrompa a descida do corpo caso sinta qualquer tipo de desconforto nos ombros, mas tenha em mente que a sensação de tensão deve estar presente.

INDICAÇÃO
Para todo tipo de corredores, pelo envolvimento do deltoide no movimento dos braços na corrida, sobretudo para velocistas e triatletas, pela participação especial desse músculo em suas modalidades.

68 / Alongamentos estáticos posteriores à prática da corrida

PEITORAL / MEMBROS SUPERIORES, OMBROS E PEITORAIS | 32

Tração posterior assistida

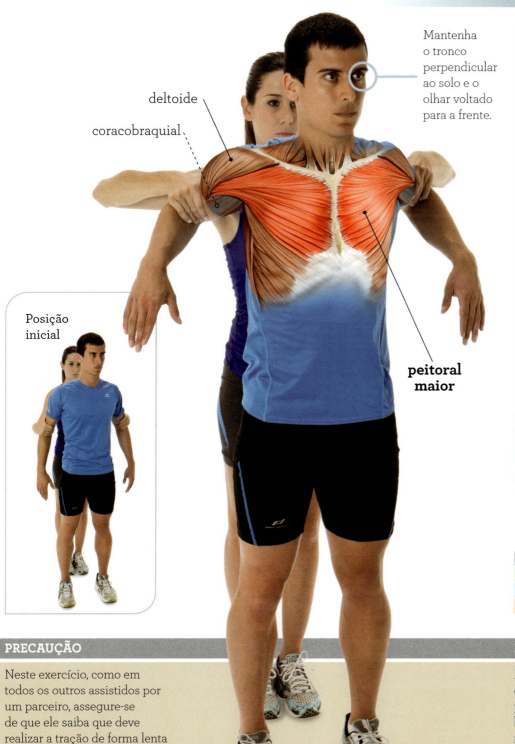

Mantenha o tronco perpendicular ao solo e o olhar voltado para a frente.

deltoide
coracobraquial
peitoral maior

Posição inicial

INÍCIO
O parceiro que lhe assistir neste alongamento deverá se colocar às suas costas, a apenas um passo de distância, e segurá-lo pelos braços na altura dos cotovelos, enquanto ambos permanecem em pé e olhando para a frente. Mantenha os pés alinhados com os ombros.

TÉCNICA
Seu parceiro deverá puxar seus braços para trás e para cima, provocando a extensão dos ombros e uma tensão em seu tórax e na parte clavicular do deltoide. Permaneça com as costas perpendiculares ao solo durante todo o exercício.

NÍVEL	SÉRIES	DURAÇÃO
INICIANTE	2	20 s
INTERMEDIÁRIO	3	30 s
AVANÇADO	3	40 s

PRECAUÇÃO
Neste exercício, como em todos os outros assistidos por um parceiro, assegure-se de que ele saiba que deve realizar a tração de forma lenta e progressiva, e estar atento ao sinal que você der para que ele pare quando chegar ao ponto adequado.

INDICAÇÃO
Para corredores em geral, pelo envolvimento da musculatura peitoral no movimento dos braços na corrida e na função respiratória, em especial para aqueles que realizam práticas esportivas que combinam várias modalidades, como o triatlo ou o decatlo.

Alongamentos estáticos posteriores à prática da corrida / 69

33 MEMBROS SUPERIORES, OMBROS E PEITORAIS / ROTADORES

Tração anterior do cotovelo

INÍCIO
Apoie uma mão sobre a cintura, de maneira que o cotovelo fique flexionado em cerca de 90°, o polegar para trás e os dedos indicador, médio, anular e mínimo juntos sobre a região lateral do abdome. Com a mão livre, segure o cotovelo do braço oposto.

TÉCNICA
Puxe o cotovelo que está sendo segurado, sem que a mão que repousa sobre a cintura se desloque de seu ponto de apoio original. Quando sentir tensão na parte posterior do ombro e da escápula, interrompa o movimento e mantenha a posição durante alguns segundos.

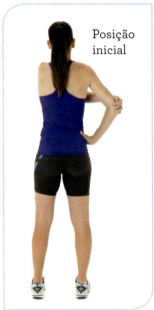

Posição inicial

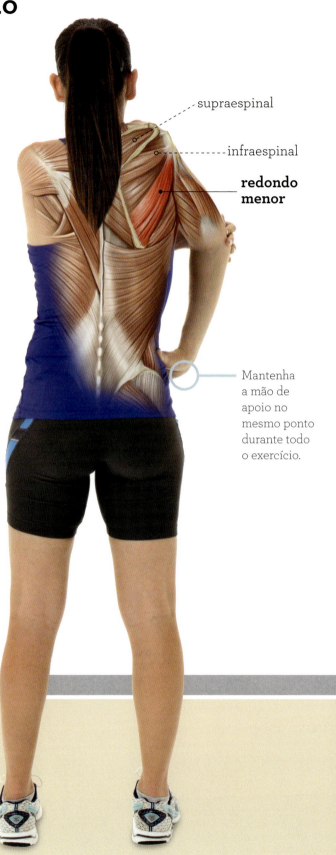

- supraespinal
- infraespinal
- **redondo menor**
- Mantenha a mão de apoio no mesmo ponto durante todo o exercício.

NÍVEL	SÉRIES	DURAÇÃO
INICIANTE	2	20 s
INTERMEDIÁRIO	3	30 s
AVANÇADO	3	40 s

PRECAUÇÃO
Seja muito cuidadoso ao realizar este exercício, em virtude da instabilidade do ombro e do tamanho relativamente pequeno dos músculos alongados.

INDICAÇÃO
Para atletas em geral e também para quem sofre tensão na musculatura da região superior das costas e para os que praticam esportes com implementos, nadadores e jogadores de handebol.

BÍCEPS BRAQUIAL / MEMBROS SUPERIORES, OMBROS E PEITORAIS | 34

Extensão de ombros assistida

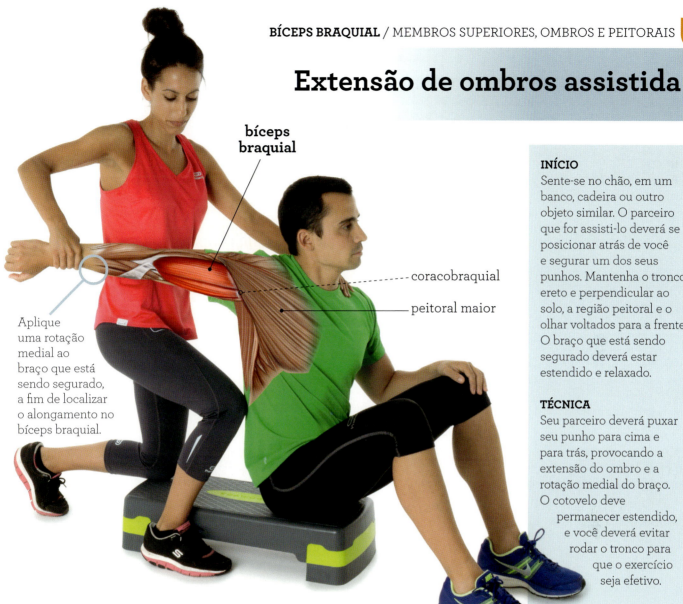

Aplique uma rotação medial ao braço que está sendo segurado, a fim de localizar o alongamento no bíceps braquial.

Posição inicial

INÍCIO
Sente-se no chão, em um banco, cadeira ou outro objeto similar. O parceiro que for assisti-lo deverá se posicionar atrás de você e segurar um dos seus punhos. Mantenha o tronco ereto e perpendicular ao solo, a região peitoral e o olhar voltados para a frente. O braço que está sendo segurado deverá estar estendido e relaxado.

TÉCNICA
Seu parceiro deverá puxar seu punho para cima e para trás, provocando a extensão do ombro e a rotação medial do braço. O cotovelo deve permanecer estendido, e você deverá evitar rodar o tronco para que o exercício seja efetivo.

NÍVEL	SÉRIES	DURAÇÃO
INICIANTE	2	20 s
INTERMEDIÁRIO	2	25 s
AVANÇADO	3	25 s

PRECAUÇÃO
Assegure-se de que seu parceiro puxe seu punho de forma lenta e cuidadosa e de que esteja atento às suas indicações para saber quando parar o movimento.

INDICAÇÃO
Para corredores de todas as modalidades, uma vez que relaxa o bíceps braquial depois da flexão contínua do cotovelo no movimento dos braços na corrida, que traz implícita a contração parcial e continuada desse músculo.

Alongamentos estáticos posteriores à prática da corrida / 71

35 — MEMBROS SUPERIORES, OMBROS E PEITORAIS / **TRÍCEPS BRAQUIAL**

Tração posterior com os dedos

INÍCIO
Posicione-se em pé ou sentado em uma cadeira, banco ou banqueta. Coloque um braço atrás do tronco e levante o outro, de forma que o antebraço e a mão fiquem por cima da cabeça. Mantenha o tronco perpendicular ao solo.

TÉCNICA
Flexione completamente os cotovelos e tente entrelaçar as pontas dos dedos das mãos por trás das costas. Talvez você consiga entrelaçar totalmente os dedos das duas mãos ou pode ser que não consiga sequer tocar as pontas. Em qualquer caso, tente chegar o mais longe possível e mantenha a posição durante alguns segundos.

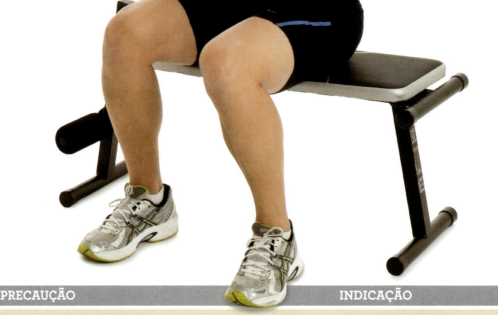

Eleve o cotovelo o quanto puder, a fim de otimizar o alongamento.

tríceps braquial

redondo maior

latíssimo do dorso

NÍVEL	SÉRIES	DURAÇÃO
INICIANTE	2	20 s
INTERMEDIÁRIO	2	25 s
AVANÇADO	2	30 s

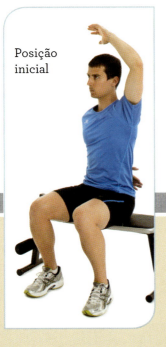

Posição inicial

PRECAUÇÃO
Neste exercício, ambos os ombros estão em posições extremas, portanto, deve-se estar atento a qualquer desconforto produzido sobre eles e interromper o movimento caso isso ocorra.

INDICAÇÃO
Especialmente para triatletas e ciclistas, pela tensão permanente a que está submetido o tríceps braquial quando estão segurando o guidão da bicicleta ou apoiados nele.

72 / Alongamentos estáticos posteriores à prática da corrida

TRÍCEPS BRAQUIAL / MEMBROS SUPERIORES, OMBROS E PEITORAIS 36

Tração posterior do cotovelo

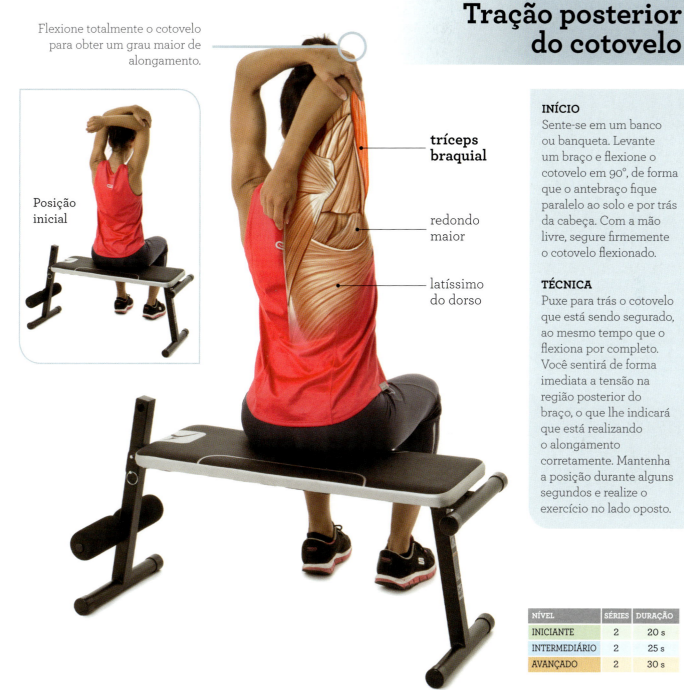

Flexione totalmente o cotovelo para obter um grau maior de alongamento.

Posição inicial

- tríceps braquial
- redondo maior
- latíssimo do dorso

INÍCIO
Sente-se em um banco ou banqueta. Levante um braço e flexione o cotovelo em 90°, de forma que o antebraço fique paralelo ao solo e por trás da cabeça. Com a mão livre, segure firmemente o cotovelo flexionado.

TÉCNICA
Puxe para trás o cotovelo que está sendo segurado, ao mesmo tempo que o flexiona por completo. Você sentirá de forma imediata a tensão na região posterior do braço, o que lhe indicará que está realizando o alongamento corretamente. Mantenha a posição durante alguns segundos e realize o exercício no lado oposto.

NÍVEL	SÉRIES	DURAÇÃO
INICIANTE	2	20 s
INTERMEDIÁRIO	2	25 s
AVANÇADO	2	30 s

PRECAUÇÃO
Apesar de este exercício não apresentar riscos importantes, ele envolve a flexão forçada do ombro, razão pela qual você deverá estar atento a qualquer desconforto que possa aparecer nessa região.

INDICAÇÃO
Para corredores em geral, pela participação do tríceps braquial no movimento dos braços na corrida, em especial em triatletas, pelo envolvimento desse músculo ao nadar e no apoio sobre o guidão da bicicleta.

Alongamentos estáticos posteriores à prática da corrida / 73

ALONGAMENTOS PARA O QUADRIL

ADUTORES
São os adutores magno, longo e curto. Sua principal função é compartilhada: a adução do quadril, que permite manter as pernas alinhadas e evitar que se afastem além do desejado, tanto para corredores como para atletas de outras modalidades das quais a corrida faz parte. Sua ação adquire especial importância no futebol, tênis, voleibol ou judô, esportes nos quais se utiliza de forma regular o deslocamento lateral.
Adutor magno: tem sua origem no púbis e no ísquio, e sua inserção na diáfise e epífise distal do fêmur.
Adutor longo: tem sua origem no púbis, e sua inserção na linha áspera do fêmur.
Adutor curto: tem sua origem no púbis, e sua inserção na linha áspera do fêmur.

PSOAS MAIOR
Sua principal função é a flexão do quadril, por isso interfere de forma notória na fase de balanço e na prévia ao balanço da marcha e da corrida, mediante a qual a perna recuada se adianta ao corpo antes de ter contato de novo com o solo. Tem sua origem nas vértebras L1 a T12, e sua inserção no trocanter menor do fêmur.

ILÍACO
Sua principal função é a flexão do quadril, assim como o psoas maior, atuando portanto de forma sinérgica na fase de balanço e na prévia ao balanço da corrida e da marcha. Tem sua origem no sacro e na fossa e espinha ilíacas, e sua inserção no trocanter menor do fêmur.

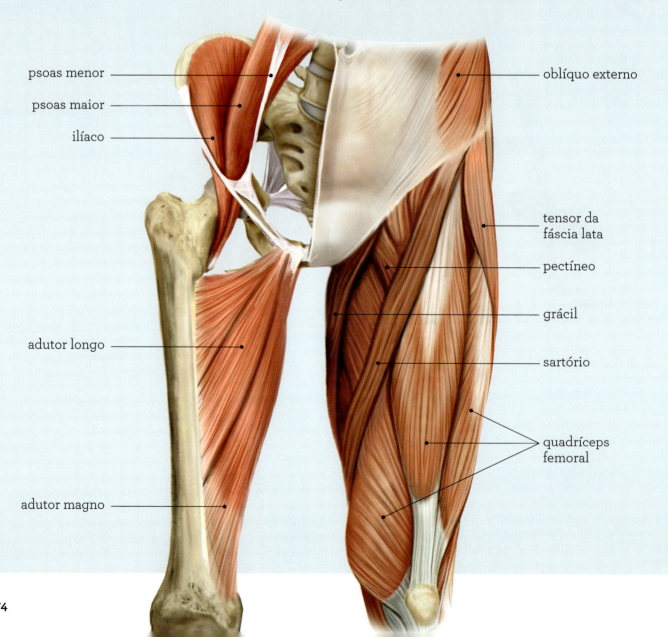

74

ALONGAMENTOS PARA O QUADRIL

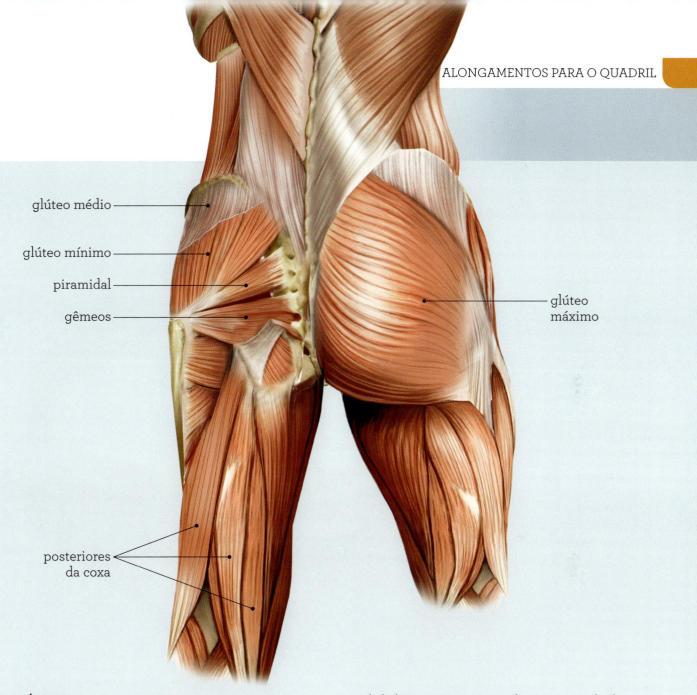

- glúteo médio
- glúteo mínimo
- piramidal
- gêmeos
- posteriores da coxa
- glúteo máximo

GLÚTEOS
São o glúteo máximo, o médio e o mínimo, com funções distintas.
Glúteo máximo: sua principal função é a extensão do quadril, embora também realize a rotação lateral e a abdução dessa articulação. É, portanto, um agente fundamental nas fases de contato inicial e apoio da corrida, e proporciona a força necessária ao impulso do corredor, e por isso alcança um grande desenvolvimento nos velocistas. Tem sua origem no ílio, sacro e cóccix, e sua inserção na tuberosidade glútea do fêmur e no trato iliotibial.
Glúteo médio: mostra uma ligeira participação na extensão do quadril, mas sua principal função é a abdução dessa articulação, de modo que contribui para manter as pernas alinhadas durante a corrida e participa ativamente nos deslocamentos laterais que se produzem em muitos esportes, como o tênis, o futebol, o handebol, o judô ou o voleibol. Tem sua origem na face posterior do ílio, e sua inserção no trocanter maior do fêmur.
Glúteo mínimo: sua principal função é a abdução do quadril, embora também contribua ligeiramente tanto para sua extensão como para sua flexão, de modo que também participa nos deslocamentos laterais e no alinhamento dos membros inferiores durante a corrida, assim como o glúteo médio. Tem sua origem na face posterior do ílio, e sua inserção no trocanter maior do fêmur.

PIRAMIDAL
Suas principais funções são a rotação lateral e a abdução do quadril; portanto, sua contribuição para a marcha e a corrida é similar à dos glúteos médio e mínimo, embora de menor importância, em razão de seu reduzido tamanho e pouca força. Tem sua origem no sacro e sua inserção no trocanter maior do fêmur.

Alongamentos estáticos posteriores à prática da corrida / **75**

QUADRIL / **ADUTORES**

Borboleta estática

INÍCIO
Sente-se no chão ou sobre um *mat* ou colchonete, caso disponha de um. Flexione os joelhos e junte as plantas dos pés, de maneira que fiquem apoiados sobre a lateral externa. Coloque as mãos sobre a região interna dos joelhos sem aplicar pressão.

TÉCNICA
Empurre lentamente os joelhos para baixo sem afastar as plantas dos pés. Você notará um aumento progressivo da tensão nos adutores em virtude do alongamento. Quando chegar ao ponto ótimo de alongamento, interrompa o movimento e mantenha a pressão sobre os joelhos durante alguns segundos.

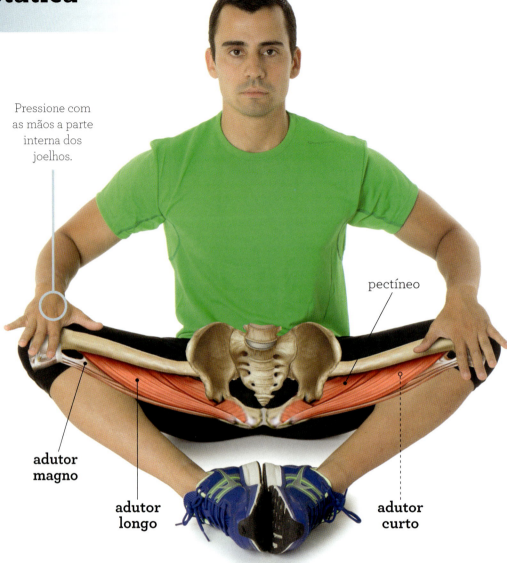

Pressione com as mãos a parte interna dos joelhos.

pectíneo

adutor magno

adutor longo

adutor curto

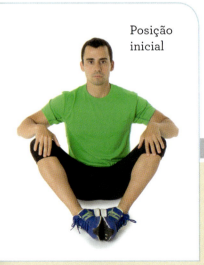

Posição inicial

NÍVEL	SÉRIES	DURAÇÃO
INICIANTE	2	20 s
INTERMEDIÁRIO	3	25 s
AVANÇADO	3	30 s

PRECAUÇÃO
Não empurre ou aplique velocidade em excesso ao alongamento, já que estes músculos são relativamente propensos a lesões.

INDICAÇÃO
Para quem pratica esportes de corrida com salto ou irregularidades no terreno, como os 3.000 metros com obstáculos, o salto de barreiras ou as provas conhecidas como *cross-country* e *trail running*.

76 / Alongamentos estáticos posteriores à prática da corrida

ADUTORES / QUADRIL — 38

Abdução de quadril com suporte

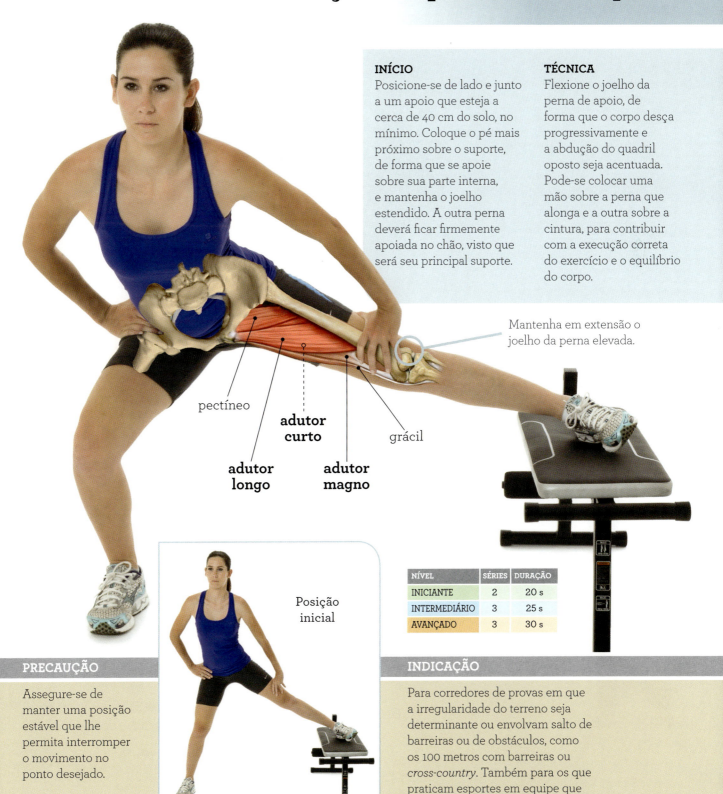

INÍCIO
Posicione-se de lado e junto a um apoio que esteja a cerca de 40 cm do solo, no mínimo. Coloque o pé mais próximo sobre o suporte, de forma que se apoie sobre sua parte interna, e mantenha o joelho estendido. A outra perna deverá ficar firmemente apoiada no chão, visto que será seu principal suporte.

TÉCNICA
Flexione o joelho da perna de apoio, de forma que o corpo desça progressivamente e a abdução do quadril oposto seja acentuada. Pode-se colocar uma mão sobre a perna que alonga e a outra sobre a cintura, para contribuir com a execução correta do exercício e o equilíbrio do corpo.

Mantenha em extensão o joelho da perna elevada.

- pectíneo
- **adutor curto**
- **adutor longo**
- **adutor magno**
- grácil

Posição inicial

NÍVEL	SÉRIES	DURAÇÃO
INICIANTE	2	20 s
INTERMEDIÁRIO	3	25 s
AVANÇADO	3	30 s

PRECAUÇÃO
Assegure-se de manter uma posição estável que lhe permita interromper o movimento no ponto desejado.

INDICAÇÃO
Para corredores de provas em que a irregularidade do terreno seja determinante ou envolvam salto de barreiras ou de obstáculos, como os 100 metros com barreiras ou *cross-country*. Também para os que praticam esportes em equipe que requerem a ação de correr, por mais limitados que sejam os percursos.

Alongamentos estáticos posteriores à prática da corrida / 77

QUADRIL / **ADUTORES**

Abdução de quadril alternada

INÍCIO
Posicione-se com os pés afastados a uma distância equivalente a duas vezes a largura de seus ombros. Nenhum pé deverá se adiantar em relação ao outro, para garantir uma boa base de sustentação durante a execução do exercício. Apoie as mãos nos quadris ou na cintura.

TÉCNICA
Flexione um dos joelhos e desloque seu peso para este lado, provocando a abdução do quadril oposto. À medida que seu centro de gravidade desce, incline o tronco ligeiramente para a frente, o que lhe ajudará a manter o equilíbrio.

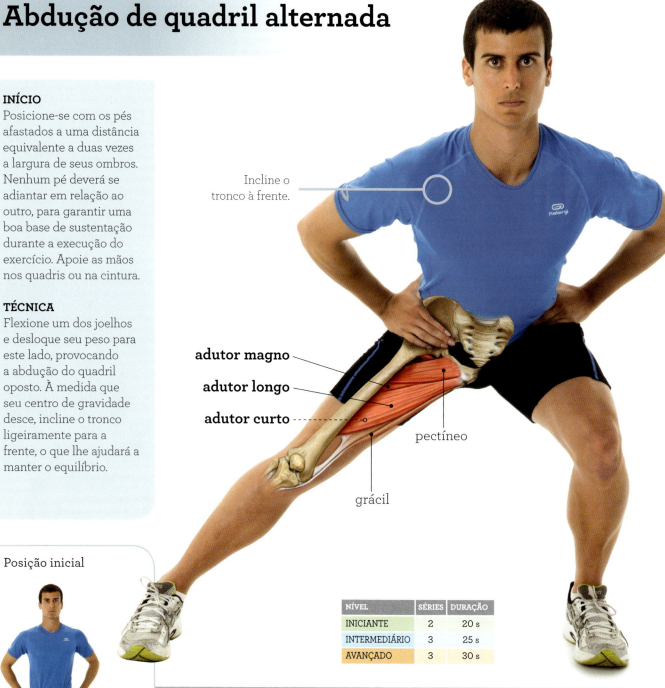

Incline o tronco à frente.

adutor magno
adutor longo
adutor curto
pectíneo
grácil

Posição inicial

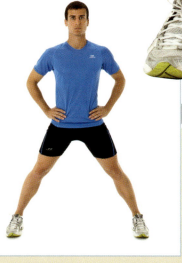

NÍVEL	SÉRIES	DURAÇÃO
INICIANTE	2	20 s
INTERMEDIÁRIO	3	25 s
AVANÇADO	3	30 s

PRECAUÇÃO
Evite alterar o apoio dos pés durante a execução do exercício.

INDICAÇÃO
Para os que praticam corridas com barreiras, pela necessidade de flexibilidade na perna de recuperação durante o salto, e para corredores de *cross-country* e de obstáculos, assim como para atletas de outras modalidades em que seja importante a corrida com mudanças de sentido, paradas e arrancadas, como a maioria dos esportes em equipe.

ADUTORES / QUADRIL 40

Borboleta deitado

NÍVEL	SÉRIES	DURAÇÃO
INICIANTE	2	20 s
INTERMEDIÁRIO	3	25 s
AVANÇADO	3	30 s

INÍCIO
Em decúbito dorsal, flexione os joelhos e junte as plantas dos pés. Você pode colocar as mãos apoiadas nos quadris ou sobre a parte interna das coxas e próximas aos joelhos, caso queira valer-se delas.

TÉCNICA
Faça que os joelhos desçam, de maneira que aumente a distância entre eles ao mesmo tempo que se aproximam do solo. Caso queira aumentar a intensidade do alongamento, você pode pressionar com as mãos a parte interna das coxas, fazendo que desçam mais alguns centímetros.

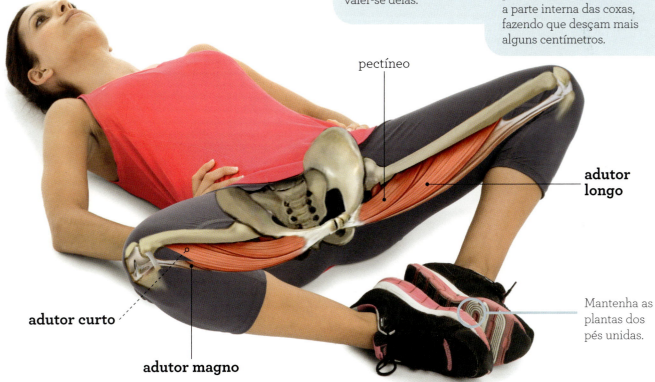

pectíneo

adutor longo

adutor curto

adutor magno

Mantenha as plantas dos pés unidas.

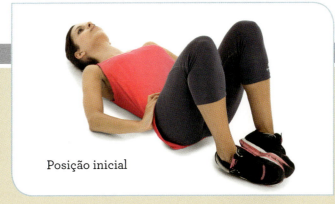

Posição inicial

PRECAUÇÃO
Evite aplicar tensão excessiva sobre as coxas, em especial se você não realiza este alongamento habitualmente.

INDICAÇÃO
Para atletas que realizam provas de *cross-country*, barreiras ou obstáculos, assim como para aqueles que praticam esportes em equipe nos quais a corrida esteja envolvida, ou ainda esportes de raquete.

Alongamentos estáticos posteriores à prática da corrida / 79

41 QUADRIL / **ABDUTORES**

Adução com apoio de lado

INÍCIO
Escolha um suporte que esteja a cerca de 40 cm do solo, como um banco, banqueta, cadeira ou algo similar, e apoie o antebraço sobre ele. A perna do lado sobre o qual se apoia deverá estar estendida, e a parte externa do pé, em contato com o solo. A outra perna deverá ficar cruzada por cima da primeira, com o joelho flexionado em cerca de 90° e a planta do pé apoiada no chão.

TÉCNICA
Relaxe a posição, de maneira que o quadril desça e aumente seu grau de adução. Use o apoio das mãos e do pé cruzado para permitir que o movimento seja lento e controlado em todo o seu trajeto.

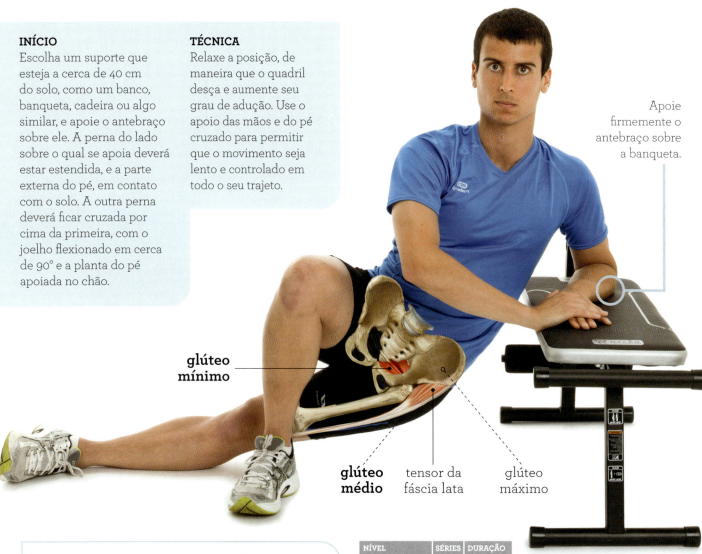

Apoie firmemente o antebraço sobre a banqueta.

glúteo mínimo

glúteo médio — tensor da fáscia lata — glúteo máximo

NÍVEL	SÉRIES	DURAÇÃO
INICIANTE	2	20 s
INTERMEDIÁRIO	3	20 s
AVANÇADO	3	30 s

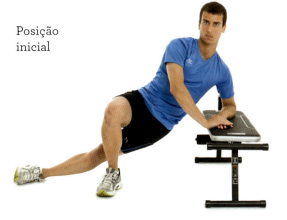

Posição inicial

PRECAUÇÃO
Utilize um suporte que lhe garanta estabilidade e disponha de uma base suficientemente ampla e fixa para não ceder ou virar diante da pressão do corpo.

INDICAÇÃO
Para aqueles corredores que realizam provas de barreiras ou obstáculos, em especial para os de longas distâncias, assim como para quem pratica esportes de raquete e outros que envolvam deslocamentos laterais.

80 / Alongamentos estáticos posteriores à prática da corrida

ABDUTORES / QUADRIL — 42

Cruzamento posterior do pé

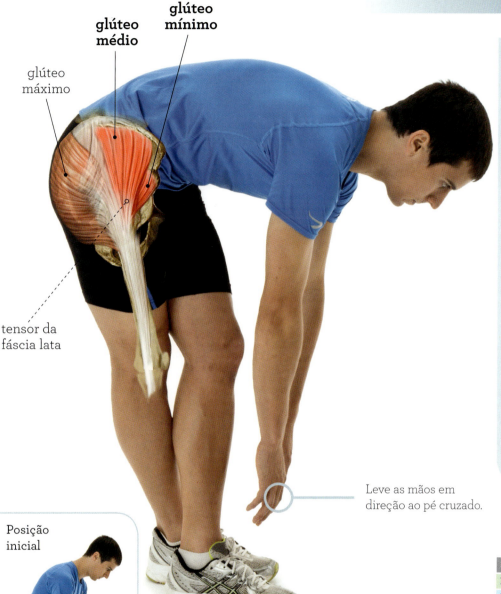

- glúteo máximo
- glúteo médio
- glúteo mínimo
- tensor da fáscia lata

Leve as mãos em direção ao pé cruzado.

Posição inicial

INÍCIO
Cruze um pé por trás do outro, incline ligeiramente o tronco para a frente e mantenha os braços pendentes e relaxados. O joelho da perna que está à frente deverá estar levemente flexionado, enquanto o outro fica totalmente estendido.

TÉCNICA
Continue inclinando o tronco à frente e para o lado em que se encontra o pé cruzado. Direcione suas mãos para o pé cruzado e tente aproximá-las dele o máximo possível. Você pode aumentar ligeiramente a flexão do joelho da frente, mas o outro deverá permanecer estendido durante todo o exercício.

NÍVEL	SÉRIES	DURAÇÃO
INICIANTE	2	20 s
INTERMEDIÁRIO	2	20 s
AVANÇADO	3	30 s

PRECAUÇÃO
Parta de uma posição estável e lembre-se de que o centro de gravidade mudará com a inclinação do tronco.

INDICAÇÃO
Para corredores de longa distância, pela incidência que essas provas têm sobre o trato iliotibial, atletas de corridas com barreiras e quem pratica esportes de raquete, judô, *tae kwon do*, voleibol e todos aqueles nos quais seja habitual o deslocamento lateral.

Alongamentos estáticos posteriores à prática da corrida / 81

43 QUADRIL / **ABDUTORES**

Cruzamento posterior do pé com suporte

INÍCIO
Apoie ambas as mãos sobre um suporte elevado, como o respaldo de um banco ou outro objeto do qual disponha durante a realização de seus exercícios. Incline ligeiramente o tronco à frente e posicione um pé atrás do outro. O joelho da perna de trás deverá estar estendido.

TÉCNICA
Flexione o joelho da perna da frente para fazer descer seu centro de gravidade e deslize o pé de trás sobre sua parte externa, de maneira que vá cruzando uma perna por trás da outra. A perna de trás deverá permanecer estendida o tempo todo.

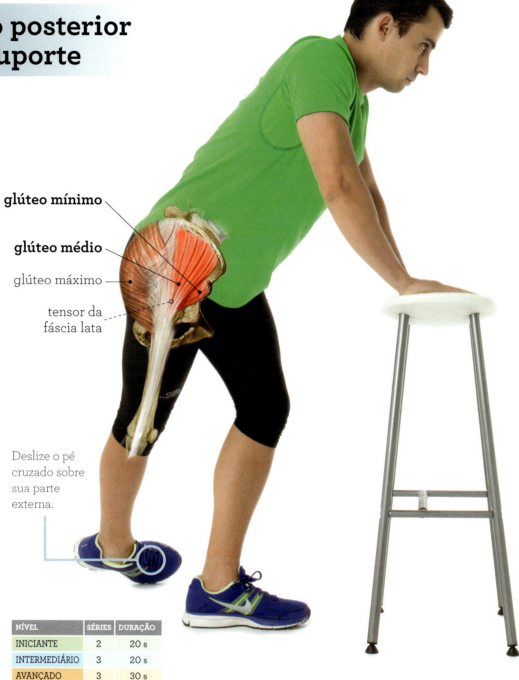

glúteo mínimo
glúteo médio
glúteo máximo
tensor da fáscia lata

Deslize o pé cruzado sobre sua parte externa.

Posição inicial

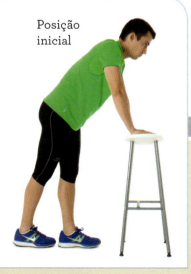

NÍVEL	SÉRIES	DURAÇÃO
INICIANTE	2	20 s
INTERMEDIÁRIO	3	20 s
AVANÇADO	3	30 s

PRECAUÇÃO
Empregue um ponto de apoio firme, já que deverá segurar-se nele para manter o equilíbrio.

INDICAÇÃO
Para corredores de longas distâncias e para os que participam de provas de barreiras ou obstáculos.

82 / Alongamentos estáticos posteriores à prática da corrida

PSOAS / QUADRIL 44

Posição de cavaleiro

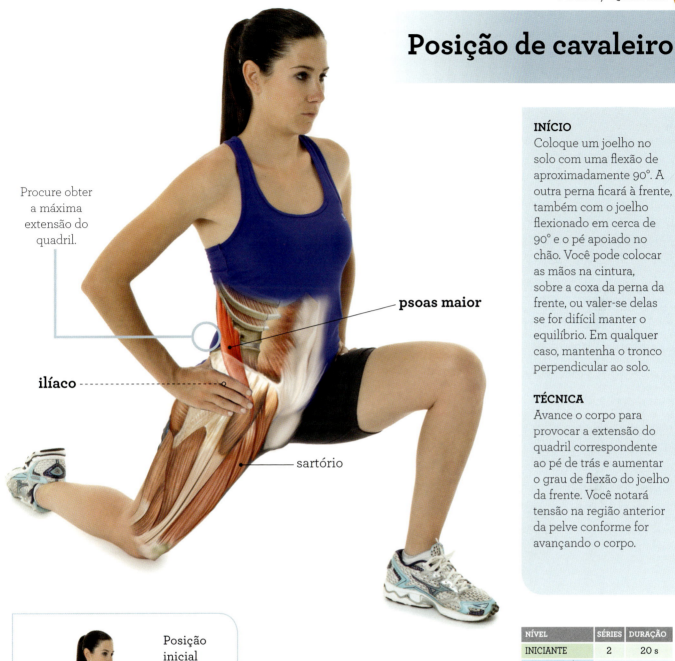

Procure obter a máxima extensão do quadril.

psoas maior

ilíaco

sartório

INÍCIO
Coloque um joelho no solo com uma flexão de aproximadamente 90°. A outra perna ficará à frente, também com o joelho flexionado em cerca de 90° e o pé apoiado no chão. Você pode colocar as mãos na cintura, sobre a coxa da perna da frente, ou valer-se delas se for difícil manter o equilíbrio. Em qualquer caso, mantenha o tronco perpendicular ao solo.

TÉCNICA
Avance o corpo para provocar a extensão do quadril correspondente ao pé de trás e aumentar o grau de flexão do joelho da frente. Você notará tensão na região anterior da pelve conforme for avançando o corpo.

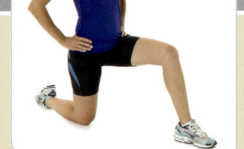

Posição inicial

NÍVEL	SÉRIES	DURAÇÃO
INICIANTE	2	20 s
INTERMEDIÁRIO	3	25 s
AVANÇADO	3	30 s

PRECAUÇÃO
Procure manter uma posição estável e usar um *mat* ou colchonete sempre que possível.

INDICAÇÃO
Para corredores de provas de velocidade, barreiras e obstáculos, assim como para aquelas pessoas que têm desconforto ou restrição ao movimento na parte lombar da coluna em virtude de uma lordose lombar excessiva ou anteversão da pelve.

Alongamentos estáticos posteriores à prática da corrida / 83

45 QUADRIL / **PSOAS**

Passada baixa

INÍCIO
Coloque um pé à frente do outro, deixando a maior distância possível entre eles, mas que lhe permita manter uma boa estabilidade. O pé da frente deverá estar completamente apoiado no solo e o outro sobre sua parte anterior. Mantenha o tronco ereto e perpendicular ao solo e os braços relaxados de cada lado do corpo ou sobre a coxa da perna da frente.

TÉCNICA
Flexione o joelho da perna da frente, de maneira que seu centro de gravidade abaixe e avance. O quadril da perna de trás deverá alcançar a máxima extensão possível. Você pode apoiar ambas as mãos sobre a coxa da perna da frente para melhorar sua estabilidade e o controle sobre o movimento.

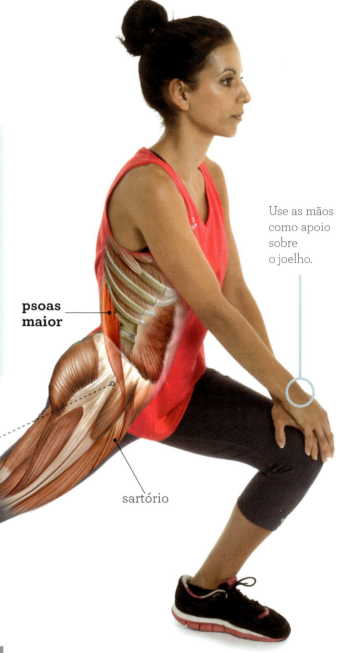

Use as mãos como apoio sobre o joelho.

psoas maior

ilíaco

sartório

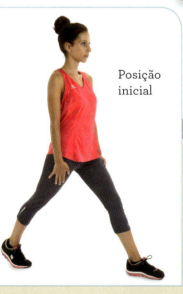

Posição inicial

NÍVEL	SÉRIES	DURAÇÃO
INICIANTE	2	20 s
INTERMEDIÁRIO	3	25 s
AVANÇADO	3	30 s

PRECAUÇÃO
Comprove que a distância entre os pés é adequada executando a parte inicial do movimento antes de realizar o exercício completo.

INDICAÇÃO
Para corredores que disputam provas de velocidade, salto de barreiras, obstáculos ou *trail running*, assim como para aquelas pessoas que sentem desconforto ou restrição aos movimentos na região lombar por anteversão da pelve.

GLÚTEOS / QUADRIL | 46

Alongamento deitado com perna cruzada

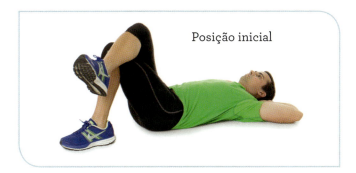

Posição inicial

INÍCIO
Em decúbito dorsal, apoie um pé no chão. O joelho correspondente deverá estar flexionado em cerca de 75°. A perna livre deve ficar cruzada por cima da outra e relaxada, de maneira que o joelho fique flexionado e o pé pendente. Se quiser, pode acomodar as mãos atrás da cabeça ou deixar os braços relaxados junto ao corpo.

TÉCNICA
Com a perna de cima, puxe a outra até a linha mediana do corpo, provocando a adução do quadril em flexão. Procure não levantar do chão a região inferior das costas durante a tração, e sentirá a tensão no glúteo, que deverá manter durante alguns segundos.

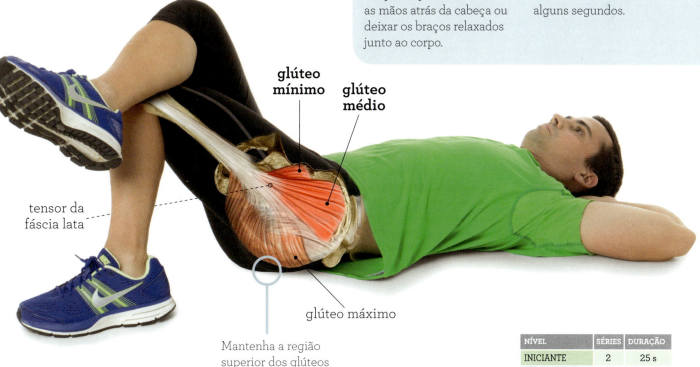

- glúteo mínimo
- glúteo médio
- tensor da fáscia lata
- glúteo máximo

Mantenha a região superior dos glúteos em contato com o solo.

NÍVEL	SÉRIES	DURAÇÃO
INICIANTE	2	25 s
INTERMEDIÁRIO	3	25 s
AVANÇADO	3	30 s

PRECAUÇÃO
Mantenha a região inferior das costas em contato com o solo ou muito próxima dele, embora isso pressuponha um trajeto menor, para não desvirtuar a técnica do exercício nem sua efetividade.

INDICAÇÃO
Para velocistas, atletas de corridas com barreiras e praticantes de *trail running*, pela potência especial que devem aplicar na fase de impulso. Esses atletas utilizam de forma notável os glúteos para superar desníveis, realizar saltos e conseguir uma grande aceleração na corrida.

Alongamentos estáticos posteriores à prática da corrida / 85

47 QUADRIL / GLÚTEOS

Tração de perna cruzada

INÍCIO
Sente-se e coloque uma perna com o joelho estendido à frente. Cruze a outra perna por cima da primeira com o joelho flexionado, de maneira que a região externa do pé fique em contato com o solo. Coloque uma mão sobre o joelho flexionado e use a outra como apoio.

TÉCNICA
Puxe o joelho que está sendo segurado, a fim de provocar sua elevação e a adução na flexão do quadril, de maneira que o pé correspondente à perna cruzada passe a ficar apoiado sobre a planta. Evite que a tração produza a rotação do tronco ou o afastamento do glúteo do solo.

- **glúteo médio**
- **glúteo mínimo**
- glúteo máximo
- tensor da fáscia lata

Mantenha o glúteo alongado em contato com o solo.

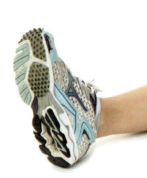

Posição inicial

NÍVEL	SÉRIES	DURAÇÃO
INICIANTE	2	25 s
INTERMEDIÁRIO	3	25 s
AVANÇADO	3	30 s

PRECAUÇÃO
Assegure-se de ter o pé da perna cruzada bem apoiado e de que a forma como segura o joelho seja firme e segura.

INDICAÇÃO
Para velocistas e atletas que realizam provas com barreiras, obstáculos e modalidades no meio natural, como o *cross-country* ou o *trail running*.

86 / Alongamentos estáticos posteriores à prática da corrida

GLÚTEOS / QUADRIL 48

Tração de joelho deitado

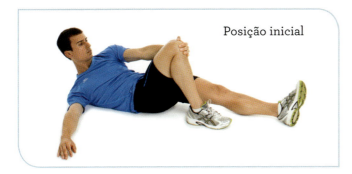

Posição inicial

INÍCIO
Em decúbito dorsal, flexione o quadril e o joelho de uma perna, enquanto mantém a outra perna estendida e relaxada. Coloque sobre a parte anterior do joelho flexionado a mão oposta e segure-a firmemente. A mão livre pode estar relaxada e o braço quase alinhado com os ombros.

TÉCNICA
Puxe o joelho flexionado, de maneira que a perna fique cruzada por cima do corpo e o quadril em posição de máxima flexão e adução. Mantenha a tração no ponto de máximo alongamento para otimizar os resultados do exercício.

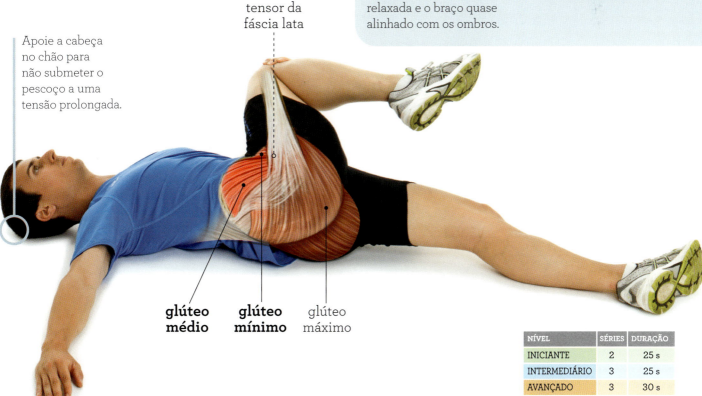

Apoie a cabeça no chão para não submeter o pescoço a uma tensão prolongada.

tensor da fáscia lata

glúteo médio

glúteo mínimo

glúteo máximo

NÍVEL	SÉRIES	DURAÇÃO
INICIANTE	2	25 s
INTERMEDIÁRIO	3	25 s
AVANÇADO	3	30 s

PRECAUÇÃO
Este exercício não contém nenhum risco especial, bastando, portanto, empregar a técnica adequada para obter bons resultados.

INDICAÇÃO
Para velocistas e corredores que disputam provas com barreiras, obstáculos ou *cross-country*, ou para atletas que sentem desconforto ou restrição aos movimentos na região glútea.

Alongamentos estáticos posteriores à prática da corrida / 87

49 QUADRIL / GLÚTEOS

Tração de joelho em direção ao tórax

INÍCIO
Sente-se com uma perna alongada e a outra cruzada por cima e com uma leve flexão de joelho. Segure este joelho por sua face anteroinferior com ambas as mãos e mantenha o tronco ereto. Ambos os pés deverão estar em contato com o solo pelo calcanhar.

TÉCNICA
Leve em direção ao tórax o joelho que está sendo segurado, provocando uma flexão máxima do quadril e do joelho e afastando o pé do solo, embora este deva permanecer cruzado por cima da perna relaxada. Quando sentir a tensão no glúteo, interrompa o movimento e mantenha a tração durante alguns segundos.

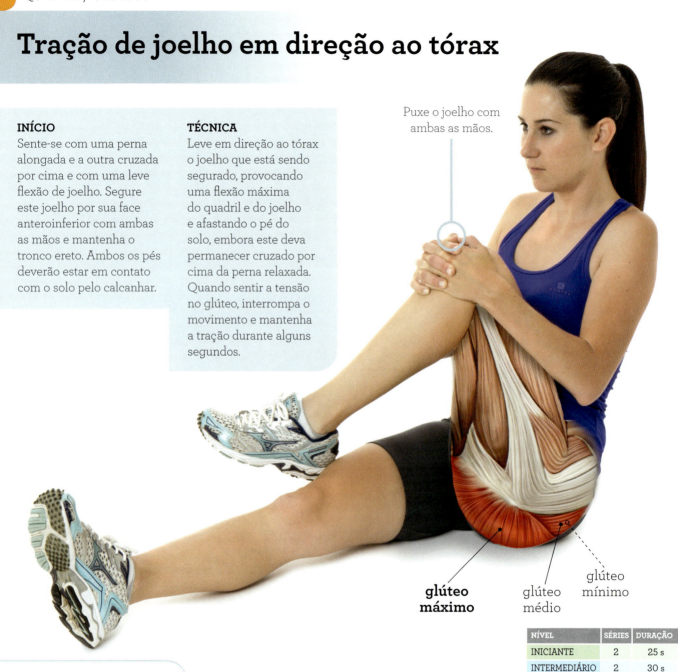

Puxe o joelho com ambas as mãos.

glúteo máximo

glúteo médio

glúteo mínimo

NÍVEL	SÉRIES	DURAÇÃO
INICIANTE	2	25 s
INTERMEDIÁRIO	2	30 s
AVANÇADO	3	30 s

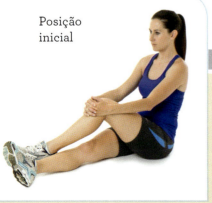

Posição inicial

PRECAUÇÃO
Você precisará de ambas as mãos para realizar a tração necessária, e por isso deve certificar-se de partir de uma posição estável.

INDICAÇÃO
Para corredores de *cross-country*, em especial para os de *trail running*, assim como para os que saltam obstáculos de qualquer tipo, velocistas, triatletas e pessoas que sofrem desconforto ou restrição aos movimentos na região glútea.

88 / Alongamentos estáticos posteriores à prática da corrida

PIRAMIDAL / QUADRIL 50

Cadeira

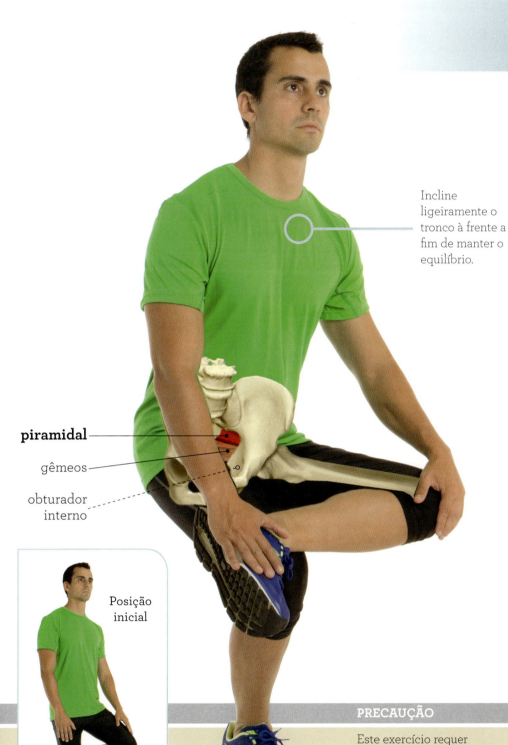

Posição inicial

Incline ligeiramente o tronco à frente a fim de manter o equilíbrio.

piramidal
gêmeos
obturador interno

INÍCIO
Em pé, mantenha um dos pés apoiados no solo e cruze o outro pé sobre a parte superior do joelho de suporte, que deverá estar estendido. O apoio deve se realizar com a parte externa do tornozelo, mantendo o tronco ereto e perpendicular ao solo e os braços relaxados em cada lado do corpo.

TÉCNICA
Flexione progressivamente o joelho e o quadril da perna de suporte até ficar quase na posição sentada. Incline o tronco à frente a fim de manter o equilíbrio, e deslize as mãos até o joelho e o lado interno do pé, respectivamente, o que contribuirá para a estabilidade da posição.

NÍVEL	SÉRIES	DURAÇÃO
INICIANTE	2	15 s
INTERMEDIÁRIO	2	20 s
AVANÇADO	2	25 s

PRECAUÇÃO
Este exercício requer equilíbrio e a aplicação de uma força considerável na perna de suporte, razão pela qual você deverá realizar o movimento de forma lenta e controlada.

INDICAÇÃO
Para pessoas que sofrem de desconforto ou restrição aos movimentos na região glútea, velocistas ou que praticam *trail running*.

Alongamentos estáticos posteriores à prática da corrida / 89

51 QUADRIL / **PIRAMIDAL**

Tração em direção ao tórax, deitado

INÍCIO
Posicione-se em decúbito dorsal com os braços relaxados ao lado do corpo. Flexione um joelho em 90°, aproximadamente, de maneira que a planta do pé fique totalmente apoiada no chão. Cruze a outra perna por cima da primeira e deixe-a repousar sobre esta.

TÉCNICA
Segure a coxa da perna apoiada com as duas mãos e puxe-a em direção ao tórax. Isso provocará a flexão de ambos os quadris e a aproximação dos joelhos ao tórax. Mantenha a tração após deter o movimento, até prolongar o alongamento pelo tempo adequado a seu nível.

Posição inicial

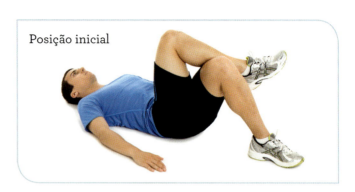

NÍVEL	SÉRIES	DURAÇÃO
INICIANTE	2	15 s
INTERMEDIÁRIO	2	20 s
AVANÇADO	2	25 s

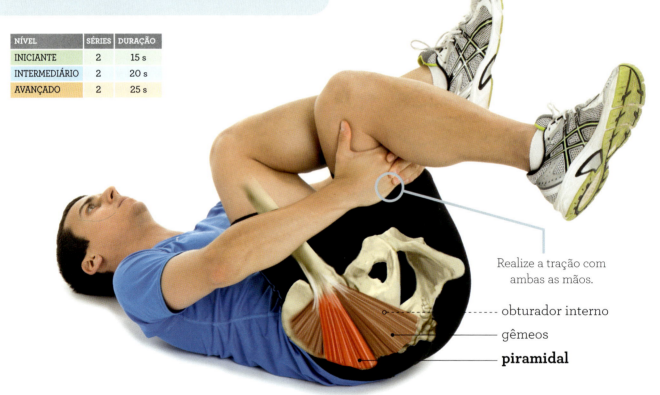

Realize a tração com ambas as mãos.

- obturador interno
- gêmeos
- **piramidal**

PRECAUÇÃO
Mantenha a cabeça apoiada no chão para evitar tensões desnecessárias na musculatura do pescoço.

INDICAÇÃO
Para corredores em geral, em particular para velocistas, praticantes de *trail running*, atletas de corridas com barreiras, saltadores e pessoas que sofrem de desconforto ou restrição aos movimentos na região glútea.

90 / Alongamentos estáticos posteriores à prática da corrida

PIRAMIDAL / QUADRIL 52

Cadeira com suporte

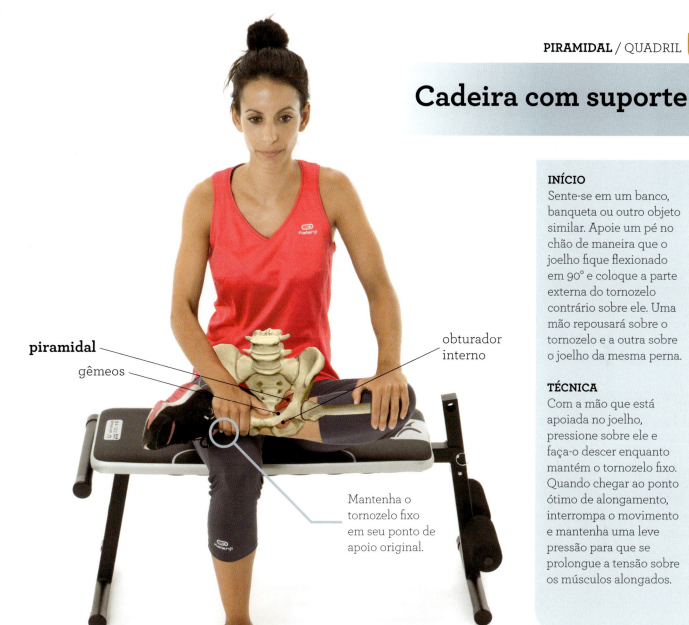

piramidal
gêmeos
obturador interno

Mantenha o tornozelo fixo em seu ponto de apoio original.

Posição inicial

INÍCIO
Sente-se em um banco, banqueta ou outro objeto similar. Apoie um pé no chão de maneira que o joelho fique flexionado em 90° e coloque a parte externa do tornozelo contrário sobre ele. Uma mão repousará sobre o tornozelo e a outra sobre o joelho da mesma perna.

TÉCNICA
Com a mão que está apoiada no joelho, pressione sobre ele e faça-o descer enquanto mantém o tornozelo fixo. Quando chegar ao ponto ótimo de alongamento, interrompa o movimento e mantenha uma leve pressão para que se prolongue a tensão sobre os músculos alongados.

NÍVEL	SÉRIES	DURAÇÃO
INICIANTE	2	15 s
INTERMEDIÁRIO	2	20 s
AVANÇADO	2	25 s

PRECAUÇÃO
Evite aplicar uma pressão excessiva sobre o joelho, visto que a musculatura que vai alongar é relativamente pequena.

INDICAÇÃO
Para pessoas que sofrem de desconforto ou restrição aos movimentos na região glútea, velocistas e corredores de provas de *cross-country*.

Alongamentos estáticos posteriores à prática da corrida / 91

ALONGAMENTOS PARA OS MEMBROS INFERIORES

QUADRÍCEPS FEMORAL
É composto por quatro músculos que atuam como uma unidade funcional e situam-se na região anterior da coxa. Sua principal função é a extensão do joelho; portanto, evita que este se flexione no momento de contato e praticamente durante toda a fase de apoio da corrida. Contribui de maneira especial para amortecer o impacto que pressupõe o contato inicial do pé com o solo. Os músculos que o compõem são os seguintes:
Reto femoral: tem sua origem na espinha ilíaca anteroinferior e compartilha sua inserção, com ligeiras variações, com o vasto intermédio e os vastos lateral e medial, na patela por meio do tendão do quadríceps, e na tuberosidade da tíbia por meio do ligamento da patela.
Vasto intermédio: tem sua origem nas faces anterior e lateral da diáfise do fêmur.
Vasto lateral: tem sua origem na linha áspera, no trocanter maior e na tuberosidade glútea do fêmur.
Vasto medial: tem sua origem ao longo da linha áspera do fêmur.

POSTERIORES DA COXA
São três músculos que compartilham as funções de extensão do quadril e flexão do joelho, de modo que sua ação se torna imprescindível em toda a fase de contato da corrida, e especialmente na parte inicial desta, visto que contribui para conter a flexão do quadril. Também participam no impulso da parte final do apoio e na primeira fase do balanço.
Bíceps femoral: sua cabeça longa tem origem no ísquio e no ligamento sacrotuberal, e sua cabeça curta na linha áspera e no côndilo lateral do fêmur. Sua inserção se encontra na cabeça e na face lateral da fíbula, assim como no côndilo tibial lateral.
Semitendíneo: tem sua origem no ísquio, e sua inserção na diáfise proximal e no corpo medial da tíbia.
Semimembranáceo: tem sua origem no ísquio, e sua inserção no côndilo medial da tíbia.

GASTROCNÊMIO
Sua função principal é a flexão plantar do tornozelo; por isso, participa ativamente nas partes média e final da fase de apoio, contribuindo em grande parte com o impulso para a retirada do pé e para a fase aérea ou de voo. Sua origem se encontra nos côndilos medial e lateral do fêmur, e sua inserção no calcâneo, por meio do tendão do calcâneo.

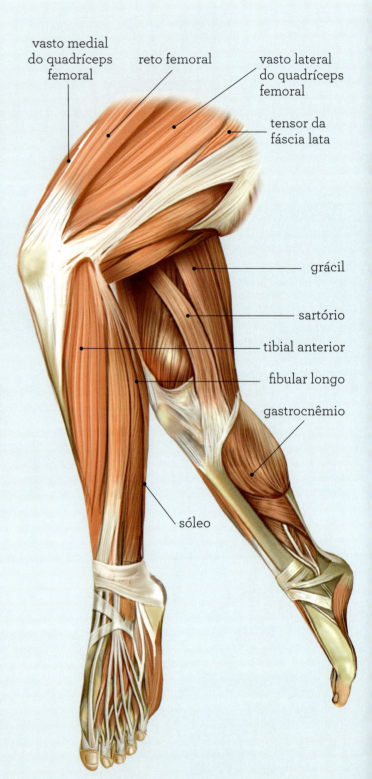

92 / Alongamentos estáticos posteriores à prática da corrida

SÓLEO

Compartilha sua função principal com o músculo gastrocnêmio, de modo que sua contribuição para a corrida é a mesma ou muito similar. Sua origem se situa na cabeça e no terço proximal da diáfise da fíbula, assim como na linha do sóleo da tíbia. Sua inserção, compartilhada com a do gastrocnêmio, está no calcâneo, por meio do tendão do calcâneo.

TIBIAL ANTERIOR

Sua principal função é a dorsiflexão do tornozelo, razão pela qual contribui para o amortecimento e a estabilidade do tornozelo no momento inicial da fase de contato com o solo. Também é o responsável por manter a ponta do pé levantada durante todo o balanço, o que facilita a elevação do membro e evita tropeços. Sua origem se encontra no côndilo tibial, nos dois terços proximais da diáfise da tíbia e na membrana interóssea, e sua inserção se situa no primeiro cuneiforme e no primeiro metatarso.

FIBULARES

São três músculos com funções distintas, como descreveremos a seguir.
Fibular longo: sua principal função é a eversão do tornozelo, de modo que contribui para a estabilidade deste, em especial durante a fase de apoio. Sua origem se localiza na cabeça e nos dois terços proximais da diáfise da fíbula, e sua inserção no primeiro cuneiforme e no primeiro metatarso.
Fibular curto: sua função principal também é a eversão do tornozelo, e contribui para a estabilidade deste durante a corrida. Sua origem se situa nos dois terços distais da diáfise da fíbula, e sua inserção no quinto metatarso.
Fibular terceiro: é o menor dos três, e sua função principal é a dorsiflexão do tornozelo; atua junto ao tibial anterior na fase de balanço e no momento de contato com o solo, mantendo a ponta do pé levantada. Sua origem se localiza no terço distal da fíbula, e sua inserção no quinto metatarso.

FÁSCIA PLANTAR

Não se trata de um músculo, mas sim de uma membrana resistente de tecido conjuntivo triangular encontrada na planta do pé. É responsável pela manutenção do arco plantar e, portanto, por grande parte da integridade estrutural do pé diante das tensões da corrida. Além disso, é o ponto de ancoragem de alguns músculos dos pés.
Suas inserções se encontram na face inferior do calcâneo e nas primeiras falanges.

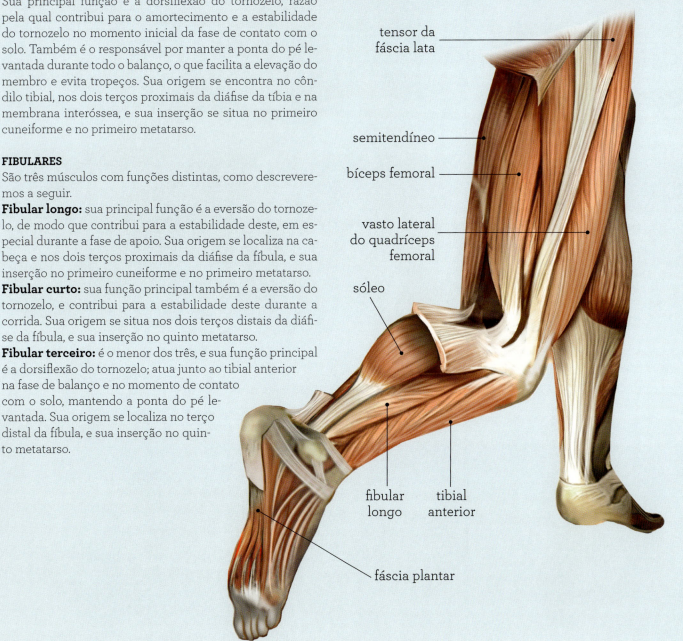

Alongamentos estáticos posteriores à prática da corrida

53   MEMBROS INFERIORES / **QUADRÍCEPS FEMORAL**

Inclinação posterior

INÍCIO

Posicione-se de joelhos, com as pernas unidas e os pés apoiados sobre as pontas dos dedos. Mantenha o tronco ereto e perpendicular ao solo, e os braços relaxados junto ao corpo.

TÉCNICA

Incline-se para trás o máximo possível, sem se deslocar de seus pontos de apoio. Flexione os joelhos ao máximo, de modo que a parte posterior das coxas fique em contato com as panturrilhas. Os quadris se estenderão e você deverá pôr as mãos como apoio atrás de você. Se ainda não houver chegado ao ponto ótimo de alongamento, vá flexionando os cotovelos e deixe o corpo descer até o ponto em que sinta tensão suficiente na parte anterior das coxas.

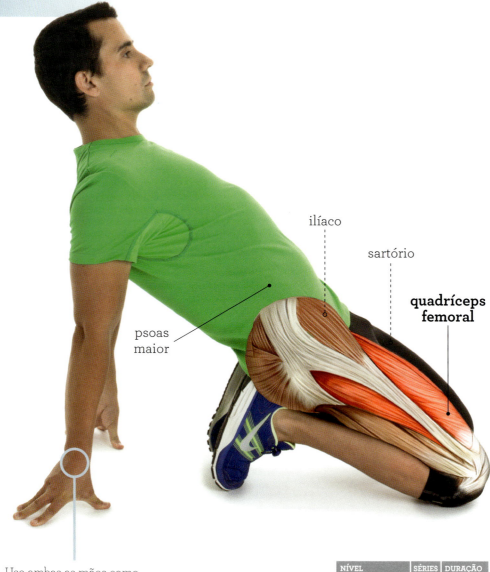

ilíaco

sartório

quadríceps femoral

psoas maior

Use ambas as mãos como suporte para controlar a inclinação do tronco.

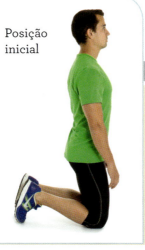

Posição inicial

NÍVEL	SÉRIES	DURAÇÃO
INICIANTE	2	20 s
INTERMEDIÁRIO	3	25 s
AVANÇADO	3	35 s

PRECAUÇÃO

A inclinação do corpo deve ser lenta e segura, e você terá que se apoiar com as mãos quando for necessário.

INDICAÇÃO

Para todo tipo de corredores, pela incidência do trabalho dos quadríceps femorais na fase de contato e nas partes inicial e média da fase de apoio, e, sobretudo, para saltadores, atletas de corridas com barreiras e todos que participam de provas de obstáculos, pela especial explosão das fases de contato e apoio inicial, após superar o obstáculo.

94 / Alongamentos estáticos posteriores à prática da corrida

QUADRÍCEPS FEMORAL / MEMBROS INFERIORES — 54

Flexão assistida de joelho

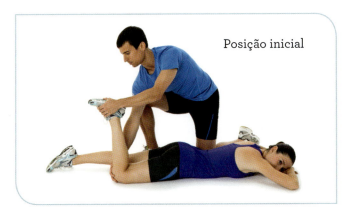

Posição inicial

NÍVEL	SÉRIES	DURAÇÃO
INICIANTE	2	20 s
INTERMEDIÁRIO	3	25 s
AVANÇADO	3	35 s

INÍCIO
Em decúbito ventral, posicione um joelho estendido e o outro flexionado em 90°, aproximadamente. Seu parceiro ou treinador deverá segurar a perna flexionada, com uma mão na parte superior do joelho e a outra no tornozelo ou pé. Relaxe o tronco e coloque os antebraços à frente, de maneira que possa apoiar a cabeça sobre eles.

TÉCNICA
A pessoa que o assiste deve puxar o pé ou o tornozelo, provocando a máxima flexão possível do joelho. Se você não sentir tensão na região anterior da coxa ou não sentir tensão suficiente, seu parceiro deverá levantar seu joelho ligeiramente do solo, acentuando a extensão do quadril sem reduzir a flexão do joelho.

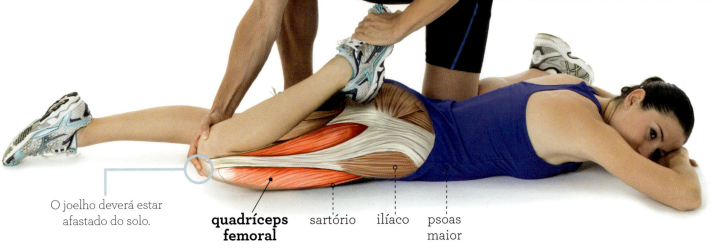

O joelho deverá estar afastado do solo.

quadríceps femoral · sartório · ilíaco · psoas maior

PRECAUÇÃO
Lembre-se de que seu parceiro não tem como saber com exatidão o grau de alongamento que provoca em seu quadríceps femoral, portanto, a comunicação entre vocês deverá ser constante.

INDICAÇÃO
Para todo tipo de corredores, seja de distâncias curtas ou longas, em especial para atletas de provas com obstáculos ou *cross-country*, nas quais se deve percorrer declives e aclives longos e acentuados.

Alongamentos estáticos posteriores à prática da corrida

| 55 | MEMBROS INFERIORES / **QUADRÍCEPS FEMORAL** |

Flexão de joelho em decúbito lateral

INÍCIO
Posicione-se de lado sobre o solo. A perna que está junto ao chão deverá estar alinhada com o tronco, e o braço deste lado em um ângulo de 90° com ele, para servir de suporte durante o exercício. Com a mão livre, segure o tornozelo da perna que está mais elevada, de maneira que o joelho fique flexionado.

TÉCNICA
Puxe o tornozelo para trás como se quisesse pôr a planta do pé em contato com o glúteo, de modo que o joelho fique flexionado por completo e o quadril em extensão. Você sentirá a tensão na região anterior da coxa, que poderá aumentar progressivamente aplicando uma maior extensão ao quadril.

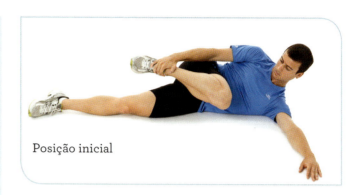

Posição inicial

Puxe o tornozelo para obter a extensão máxima do quadril.

ilíaco

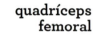

quadríceps femoral

sartório

psoas maior

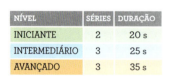

NÍVEL	SÉRIES	DURAÇÃO
INICIANTE	2	20 s
INTERMEDIÁRIO	3	25 s
AVANÇADO	3	35 s

PRECAUÇÃO
Este exercício não apresenta risco, mas você deverá encontrar uma posição de início suficientemente estável para não ter que se reequilibrar durante sua execução.

INDICAÇÃO
Para corredores de qualquer modalidade, em especial para atletas que tenham que saltar obstáculos, percorrer longas distâncias ou superar aclives ou declives acentuados.

QUADRÍCEPS FEMORAL / MEMBROS INFERIORES — 56

Flexão de joelho em pé com suporte

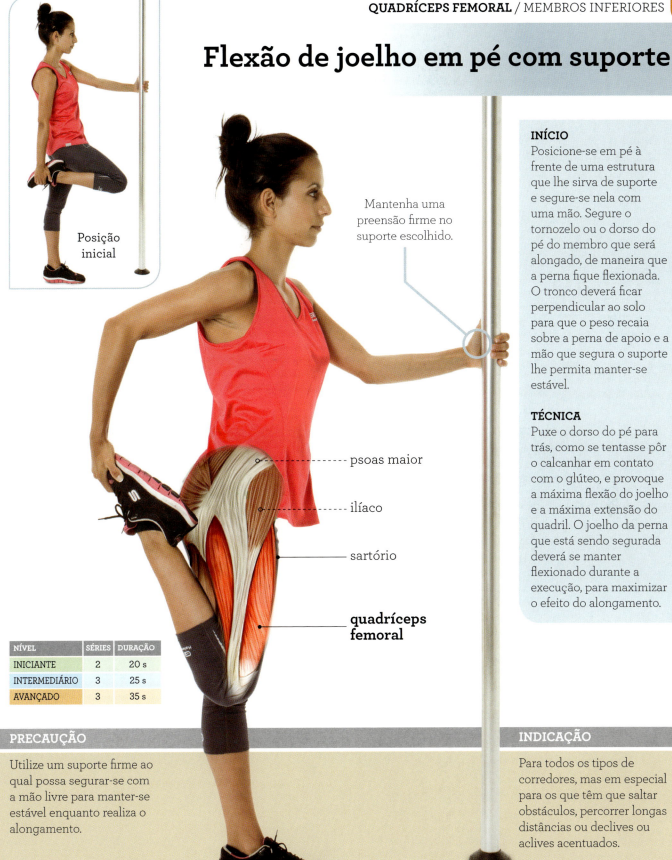

Posição inicial

Mantenha uma preensão firme no suporte escolhido.

psoas maior
ilíaco
sartório
quadríceps femoral

NÍVEL	SÉRIES	DURAÇÃO
INICIANTE	2	20 s
INTERMEDIÁRIO	3	25 s
AVANÇADO	3	35 s

INÍCIO
Posicione-se em pé à frente de uma estrutura que lhe sirva de suporte e segure-se nela com uma mão. Segure o tornozelo ou o dorso do pé do membro que será alongado, de maneira que a perna fique flexionada. O tronco deverá ficar perpendicular ao solo para que o peso recaia sobre a perna de apoio e a mão que segura o suporte lhe permita manter-se estável.

TÉCNICA
Puxe o dorso do pé para trás, como se tentasse pôr o calcanhar em contato com o glúteo, e provoque a máxima flexão do joelho e a máxima extensão do quadril. O joelho da perna que está sendo segurada deverá se manter flexionado durante a execução, para maximizar o efeito do alongamento.

PRECAUÇÃO
Utilize um suporte firme ao qual possa segurar-se com a mão livre para manter-se estável enquanto realiza o alongamento.

INDICAÇÃO
Para todos os tipos de corredores, mas em especial para os que têm que saltar obstáculos, percorrer longas distâncias ou declives ou aclives acentuados.

Alongamentos estáticos posteriores à prática da corrida / 97

57 MEMBROS INFERIORES / QUADRÍCEPS FEMORAL

Posição de cavaleiro com tração

INÍCIO
Apoie-se sobre um joelho e um pé, de maneira que uma perna fique à frente da outra e os joelhos e um quadril flexionados em cerca de 90°, de modo que você ficará em uma posição semelhante à que adotaria um cavaleiro medieval ao ser nomeado. Gire o tronco de modo que o pé de trás e a mão do mesmo lado se aproximem. A outra mão deverá se apoiar sobre o joelho da frente.

TÉCNICA
Segure o tornozelo que está mais recuado com a mão do mesmo lado e puxe-o, provocando a flexão do joelho na máxima amplitude possível, ao mesmo tempo que avança o tronco alguns centímetros para acentuar a extensão do quadril.

NÍVEL	SÉRIES	DURAÇÃO
INICIANTE	2	20 s
INTERMEDIÁRIO	3	25 s
AVANÇADO	3	35 s

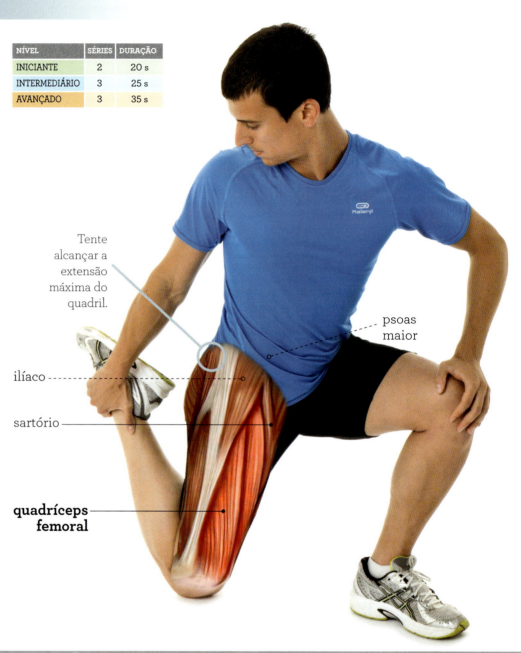

Tente alcançar a extensão máxima do quadril.

psoas maior

ilíaco

sartório

quadríceps femoral

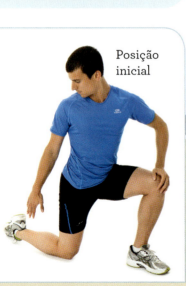

Posição inicial

PRECAUÇÃO
Assegure-se de começar o exercício em uma posição de equilíbrio e execute-o sobre uma superfície acolchoada ou lisa, para não lesionar o joelho de apoio.

INDICAÇÃO
Para pessoas que sofrem de tensão na parte anterior da coxa, que praticam esportes em equipe com corrida, especialmente se houver arrancadas, freadas ou mudanças bruscas de sentido, e corredores de longas distâncias e provas de *cross-country*.

POSTERIORES DA COXA / MEMBROS INFERIORES | 58

Flexão de quadris

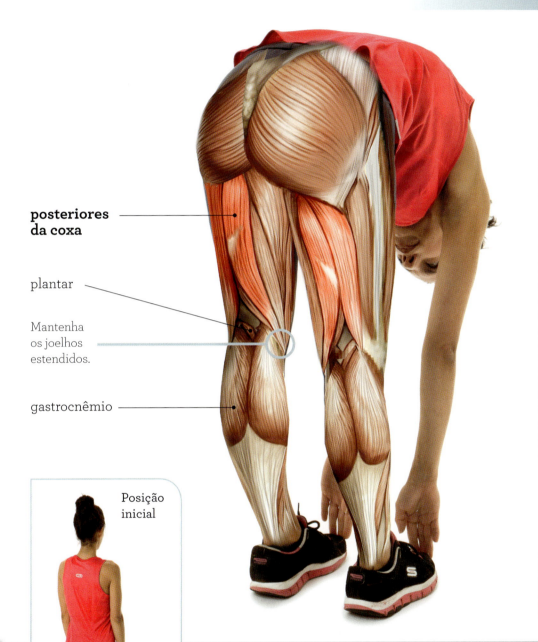

posteriores da coxa

plantar

Mantenha os joelhos estendidos.

gastrocnêmio

Posição inicial

INÍCIO
Posicione-se em pé com o tronco ereto, os braços relaxados e o olhar à frente. Os pés deverão estar ligeiramente afastados, para garantir a estabilidade durante a execução do exercício.

TÉCNICA
Incline o tronco à frente mediante a flexão dos quadris e tente alcançar as pontas dos pés com os dedos das mãos. É imprescindível manter os joelhos estendidos durante todo o processo, caso contrário se anularia completamente o alongamento dos músculos posteriores da coxa.

NÍVEL	SÉRIES	DURAÇÃO
INICIANTE	2	25 s
INTERMEDIÁRIO	3	30 s
AVANÇADO	3	35 s

PRECAUÇÃO
Mantenha os pés ligeiramente afastados durante toda a execução do movimento, o que lhe permitirá manter a estabilidade durante o exercício, embora não influencie na efetividade do alongamento.

INDICAÇÃO
Para pessoas que sentem tensão na parte posterior da coxa, desconforto ou restrição aos movimentos na região lombar por retroversão da pelve, velocistas, corredores de *cross-country* e atletas que praticam esportes em equipe dos quais a corrida faça parte, em especial se houver arrancadas bruscas.

Alongamentos estáticos posteriores à prática da corrida

59 MEMBROS INFERIORES / **POSTERIORES DA COXA**

Tração do pé com toalha

INÍCIO
Em decúbito dorsal, flexione os joelhos em aproximadamente 90°. Apoie um pé no solo e levante o outro. Passe uma toalha, peça de roupa ou algo similar por baixo da planta do pé e segure as extremidades com as mãos. A toalha deverá puxar o calcanhar para permitir a execução do alongamento.

TÉCNICA
Estenda o joelho da perna levantada ao mesmo tempo que puxa a toalha, o que aproximará o pé a uma linha imaginária perpendicular à cabeça. Mantenha a parte inferior do tronco em contato com o solo e sentirá a tensão do alongamento na parte posterior da coxa e do joelho.

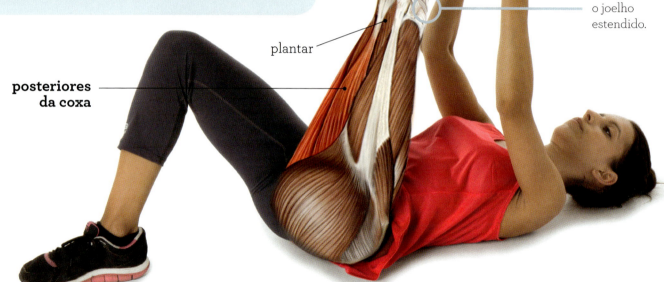

Mantenha o joelho estendido.

plantar

posteriores da coxa

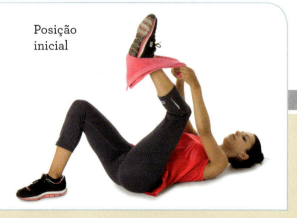

Posição inicial

NÍVEL	SÉRIES	DURAÇÃO
INICIANTE	2	20 s
INTERMEDIÁRIO	3	25 s
AVANÇADO	3	35 s

PRECAUÇÃO
Realize o alongamento de forma lenta e progressiva, já que os músculos posteriores da coxa são especialmente sensíveis ao alongamento.

INDICAÇÃO
Para velocistas, corredores de *cross-country* e pessoas que sofrem tensão na região posterior da perna ou encurtamento dos músculos posteriores da coxa, o que é muito habitual em jogadores de futebol e pessoas que praticam outros esportes em equipe dos quais a corrida faz parte.

100 / Alongamentos estáticos posteriores à prática da corrida

POSTERIORES DA COXA / MEMBROS INFERIORES 60

Flexão de quadril com suporte

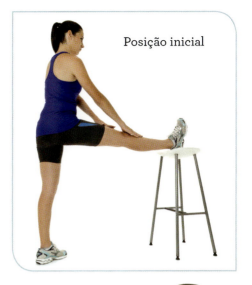
Posição inicial

NÍVEL	SÉRIES	DURAÇÃO
INICIANTE	2	20 s
INTERMEDIÁRIO	3	25 s
AVANÇADO	2	35 s

INÍCIO
Apoie um pé sobre um suporte elevado, mantendo o quadril do membro levantado em flexão e o joelho estendido. Coloque as palmas das mãos sobre a coxa e o joelho, e mantenha o tronco ereto e perpendicular ao solo. A perna de apoio deverá manter o joelho estendido, embora possa realizar uma ligeira flexão se for usado um suporte muito baixo ou se você tiver uma grande flexibilidade nos músculos posteriores da coxa.

TÉCNICA
Deslize as mãos à frente e procure chegar à ponta do pé elevado, ao mesmo tempo que inclina o tronco à frente, aumentando a flexão do quadril. Não dobre o joelho da perna que alonga em nenhum momento, e mantenha a posição alguns segundos quando houver alcançado o ponto ótimo de alongamento.

Incline o tronco à frente.

gastrocnêmio

posteriores da coxa

plantar

PRECAUÇÃO
Utilize um suporte estável e realize o exercício de forma lenta e contínua.

INDICAÇÃO
Para velocistas e pessoas que apresentem retroversão da pelve como consequência do encurtamento ou tensão dos músculos posteriores da coxa.

Alongamentos estáticos posteriores à prática da corrida / 101

61 MEMBROS INFERIORES / POSTERIORES DA COXA

Flexão de quadril assistida, deitado

INÍCIO
Em decúbito dorsal, posicione uma perna alinhada com o tronco e a outra levantada, fazendo um ângulo de 90° com o tronco. Seu parceiro ou treinador deverá colocar-se junto a você e segurar a perna levantada pelo calcanhar e pela parte anterior do joelho.

TÉCNICA
A pessoa que o assiste deverá empurrar em sua direção a perna que está elevada. O movimento de empurrar deve ser realizado com a mão que segura o tornozelo, enquanto a outra mantém o joelho bloqueado em extensão. Isso acentuará a flexão do quadril e produzirá o alongamento dos músculos posteriores da coxa.

NÍVEL	SÉRIES	DURAÇÃO
INICIANTE	2	20 s
INTERMEDIÁRIO	3	25 s
AVANÇADO	3	35 s

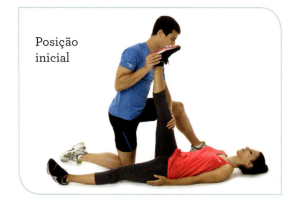

Posição inicial

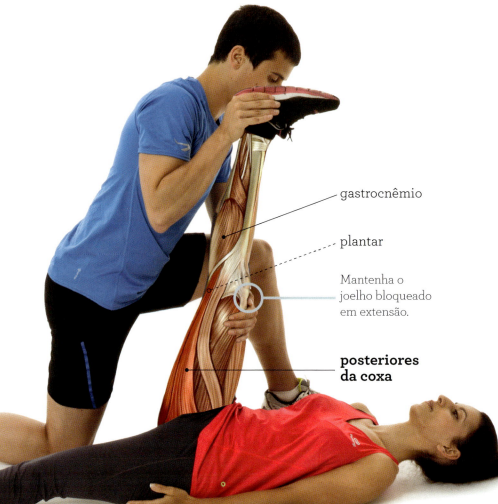

gastrocnêmio

plantar

Mantenha o joelho bloqueado em extensão.

posteriores da coxa

PRECAUÇÃO
Assegure-se de que seu parceiro realize o movimento de forma lenta e de que a comunicação entre vocês seja constante, para que possa parar o movimento no instante preciso, o que otimizará os resultados e minimizará o risco de lesão.

INDICAÇÃO
Para velocistas, para quem pratica esportes com arrancadas de corrida ou mudanças de ritmo bruscas e para pessoas que sofrem de tensão na parte posterior da coxa ou encurtamento nos músculos posteriores da coxa.

102 / Alongamentos estáticos posteriores à prática da corrida

POSTERIORES DA COXA / MEMBROS INFERIORES   62

Flexão de quadril assistida, em pé

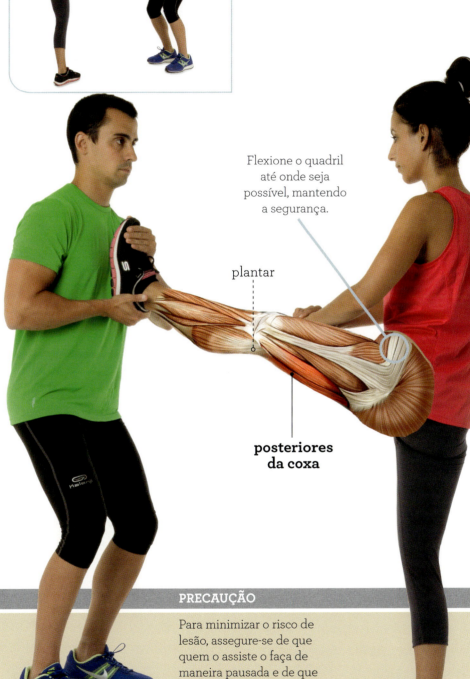

Posição inicial

Flexione o quadril até onde seja possível, mantendo a segurança.

plantar

posteriores da coxa

INÍCIO
Posicione-se em pé, com seu parceiro diante de você. Levante uma perna para que ele possa segurar seu pé pelo calcanhar e pelo dorso do pé com ambas as mãos. A perna de apoio deverá estar com o joelho estendido, e as mãos podem repousar sobre a coxa do membro levantado para melhorar sua estabilidade e conforto durante o exercício.

TÉCNICA
Seu parceiro deverá empurrar para cima o pé que está segurando, acentuando a flexão do quadril, ao mesmo tempo que o joelho se mantém estendido. O tronco deverá permanecer perpendicular ao solo, ou inclinado ligeiramente à frente se o alongamento for insuficiente.

NÍVEL	SÉRIES	DURAÇÃO
INICIANTE	2	20 s
INTERMEDIÁRIO	3	25 s
AVANÇADO	3	35 s

PRECAUÇÃO
Para minimizar o risco de lesão, assegure-se de que quem o assiste o faça de maneira pausada e de que a comunicação entre vocês seja constante.

INDICAÇÃO
Para velocistas, praticantes de esportes dos quais a corrida faz parte, em especial para aqueles que incluem arrancadas ou mudanças de ritmo bruscas. Também para quem apresenta retroversão da pelve por encurtamento dos posteriores da coxa.

Alongamentos estáticos posteriores à prática da corrida / 103

63 MEMBROS INFERIORES / **POSTERIORES DA COXA**

Agachamento com perna avançada

INÍCIO
Posicione-se com um pé diante do outro, com ambos os joelhos estendidos, o tronco perpendicular ao solo e as mãos apoiadas na coxa de trás.

TÉCNICA
Descarregue o peso sobre a perna de trás ao mesmo tempo que flexiona o joelho e se vale do apoio com as mãos para controlar o movimento. Mantenha estendido o joelho da perna da frente, e deslize o pé adiante à medida que desce o centro de gravidade do corpo.

NÍVEL	SÉRIES	DURAÇÃO
INICIANTE	2	20 s
INTERMEDIÁRIO	3	25 s
AVANÇADO	3	35 s

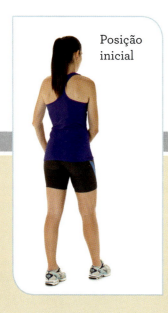

Posição inicial

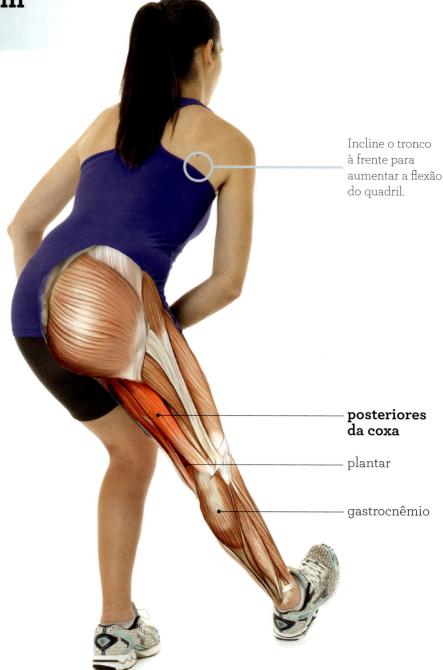

Incline o tronco à frente para aumentar a flexão do quadril.

posteriores da coxa

plantar

gastrocnêmio

PRECAUÇÃO
Este exercício impõe obrigatoriamente uma notável instabilidade, por isso deve-se assegurar partir de uma posição de equilíbrio e se mover de forma lenta e controlada.

INDICAÇÃO
Para quem pratica esportes dos quais a corrida faz parte, em especial se exigem arrancadas ou acelerações bruscas, como os velocistas, assim como para pessoas que sofrem de tensão na parte posterior da coxa ou encurtamento dos músculos posteriores da coxa.

POSTERIORES DA COXA / MEMBROS INFERIORES | 64

Alongamento sentado com as pernas em V

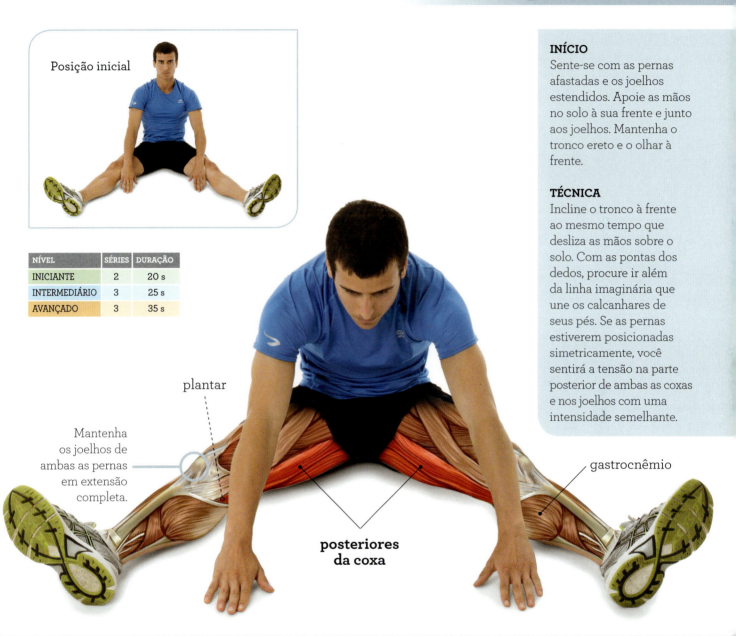

Posição inicial

NÍVEL	SÉRIES	DURAÇÃO
INICIANTE	2	20 s
INTERMEDIÁRIO	3	25 s
AVANÇADO	3	35 s

Mantenha os joelhos de ambas as pernas em extensão completa.

plantar

posteriores da coxa

gastrocnêmio

INÍCIO
Sente-se com as pernas afastadas e os joelhos estendidos. Apoie as mãos no solo à sua frente e junto aos joelhos. Mantenha o tronco ereto e o olhar à frente.

TÉCNICA
Incline o tronco à frente ao mesmo tempo que desliza as mãos sobre o solo. Com as pontas dos dedos, procure ir além da linha imaginária que une os calcanhares de seus pés. Se as pernas estiverem posicionadas simetricamente, você sentirá a tensão na parte posterior de ambas as coxas e nos joelhos com uma intensidade semelhante.

PRECAUÇÃO
Procure inclinar o tronco à frente e não flexionar a coluna em excesso, já que isso não agrega vantagens ao alongamento e corre-se o risco de sofrer uma lesão.

INDICAÇÃO
Para velocistas e pessoas que praticam esportes dos quais a corrida faz parte, com arrancadas e acelerações bruscas. Também para aqueles que sofrem de encurtamento ou tensão nos músculos posteriores da coxa, assim como para quem apresenta retroversão da pelve.

Alongamentos estáticos posteriores à prática da corrida / 105

65 MEMBROS INFERIORES / **POSTERIORES DA COXA**

Flexão unilateral de quadril sentado

INÍCIO
Sente-se com as pernas afastadas. Uma delas deverá ter o joelho estendido, enquanto a outra estará flexionada e com a planta do pé apoiada no solo. O tronco deverá ficar perpendicular ao solo e ligeiramente rotacionado, voltado para a perna estendida. Posicione os braços junto ao corpo com os cotovelos flexionados, em um gesto semelhante ao de um pugilista.

TÉCNICA
Incline o tronco em direção à perna estendida, como se quisesse aproximar o tórax dela mediante a flexão do quadril, ao mesmo tempo que mantém o joelho em extensão completa para forçar o alongamento dos músculos posteriores da coxa.

Posição inicial

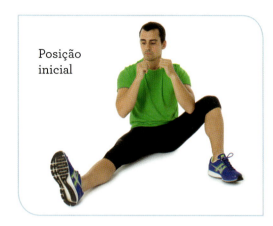

NÍVEL	SÉRIES	DURAÇÃO
INICIANTE	2	20 s
INTERMEDIÁRIO	3	25 s
AVANÇADO	3	35 s

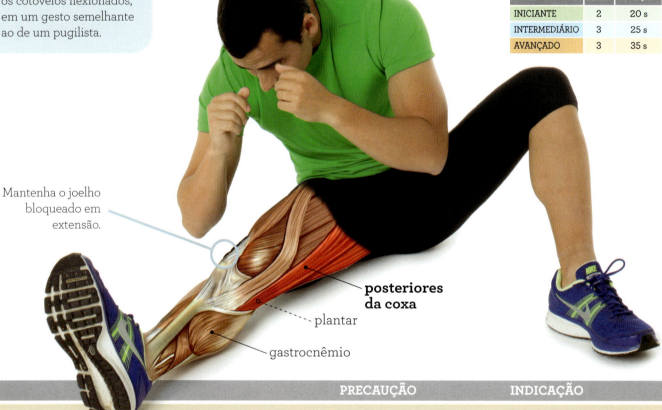

Mantenha o joelho bloqueado em extensão.

posteriores da coxa

plantar

gastrocnêmio

PRECAUÇÃO
Procure inclinar o tronco, mas não flexionar excessivamente a coluna, já que isso não contribui para o alongamento e corre-se o risco de sofrer uma lesão.

INDICAÇÃO
Para velocistas e outros atletas que empreguem a corrida com arrancadas e acelerações bruscas. Também para pessoas com retroversão da pelve por encurtamento ou tensão nos músculos posteriores da coxa.

106 / Alongamentos estáticos posteriores à prática da corrida

GASTROCNÊMIO / MEMBROS INFERIORES · 66

Dorsiflexão do tornozelo deitado

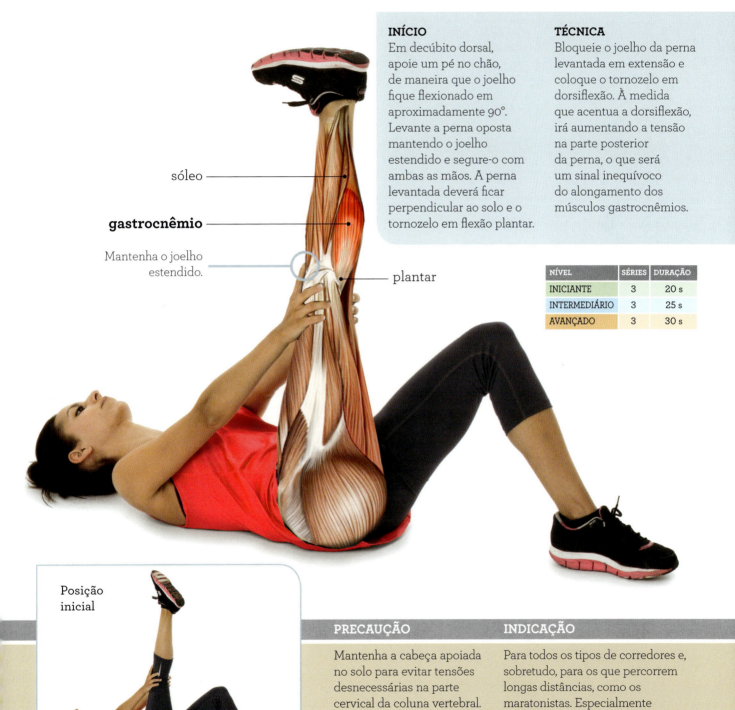

sóleo

gastrocnêmio

Mantenha o joelho estendido.

plantar

Posição inicial

INÍCIO
Em decúbito dorsal, apoie um pé no chão, de maneira que o joelho fique flexionado em aproximadamente 90°. Levante a perna oposta mantendo o joelho estendido e segure-o com ambas as mãos. A perna levantada deverá ficar perpendicular ao solo e o tornozelo em flexão plantar.

TÉCNICA
Bloqueie o joelho da perna levantada em extensão e coloque o tornozelo em dorsiflexão. À medida que acentua a dorsiflexão, irá aumentando a tensão na parte posterior da perna, o que será um sinal inequívoco do alongamento dos músculos gastrocnêmios.

NÍVEL	SÉRIES	DURAÇÃO
INICIANTE	3	20 s
INTERMEDIÁRIO	3	25 s
AVANÇADO	3	30 s

PRECAUÇÃO
Mantenha a cabeça apoiada no solo para evitar tensões desnecessárias na parte cervical da coluna vertebral.

INDICAÇÃO
Para todos os tipos de corredores e, sobretudo, para os que percorrem longas distâncias, como os maratonistas. Especialmente recomendado para quem pratica esportes cujas provas ou partidas se prolonguem e nos quais há descansos ou tempos mortos, momentos em que se pode aliviar a tensão acumulada.

Alongamentos estáticos posteriores à prática da corrida / 107

67 MEMBROS INFERIORES / **GASTROCNÊMIO**

Posição de flexão

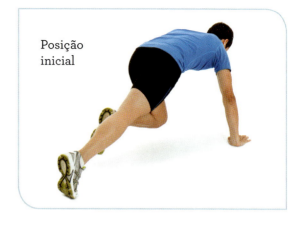

Posição inicial

INÍCIO
Coloque-se em uma posição similar à que adotaria na fase alta de uma flexão de braços, apoiado com as palmas das mãos e as pontas dos pés, mas sem que o tronco, as coxas ou os joelhos tenham contato com o solo. A seguir, recolha uma perna mediante flexão do quadril e do joelho. A planta do pé que permanece apoiado deverá ficar perpendicular ao solo.

TÉCNICA
Posicione o tornozelo do pé apoiado em dorsiflexão máxima, mantendo a extensão do joelho e fazendo que o corpo se desloque para trás alguns centímetros. Você sentirá, assim, a tensão na parte posterior da perna, a qual deverá manter durante alguns segundos.

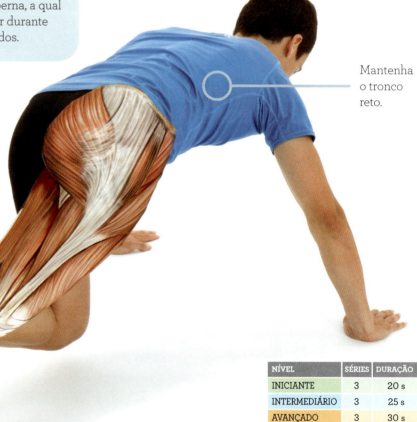

Mantenha o tronco reto.

plantar

gastrocnêmio

sóleo

NÍVEL	SÉRIES	DURAÇÃO
INICIANTE	3	20 s
INTERMEDIÁRIO	3	25 s
AVANÇADO	3	30 s

PRECAUÇÃO
Mantenha o tronco reto e os músculos abdominais contraídos; desse modo você evitará que as costas se arqueiem em direção ao solo, o que acarretaria o risco de lesão à parte lombar da coluna.

INDICAÇÃO
Para todos os tipos de corredores, em especial os de longas distâncias ou que sofrem de cãibras ou sobrecargas na região da panturrilha.

108 / Alongamentos estáticos posteriores à prática da corrida

GASTROCNÊMIO / MEMBROS INFERIORES | 68

Tração da ponta do pé

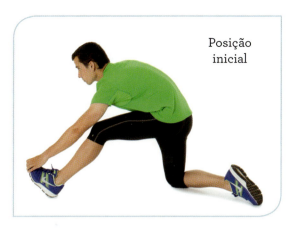

Posição inicial

INÍCIO
Coloque-se em "posição de cavaleiro", isto é, apoiado no chão sobre um joelho e com o pé da perna oposta à frente. Nesta posição, o quadril e o joelho do membro da frente estarão flexionados em 90°, enquanto o quadril da perna de trás ficará estendido. Partindo dessa posição, estenda ligeiramente o joelho da perna da frente, incline o tronco adiante e segure a ponta do pé com uma mão.

TÉCNICA
Estenda totalmente o joelho da perna da frente mediante um leve deslocamento do corpo para trás, ao mesmo tempo que puxa a ponta do pé para manter o tornozelo em dorsiflexão. Você notará a tensão na panturrilha e talvez na região posterior do joelho e da coxa, embora o alongamento dessa última área seja secundário neste exercício.

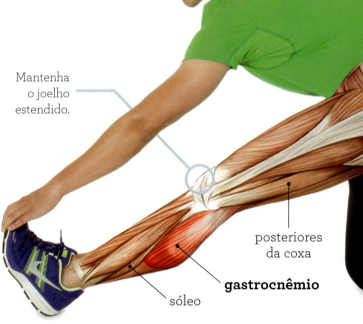

Mantenha o joelho estendido.

posteriores da coxa

gastrocnêmio

sóleo

NÍVEL	SÉRIES	DURAÇÃO
INICIANTE	3	20 s
INTERMEDIÁRIO	3	25 s
AVANÇADO	3	30 s

PRECAUÇÃO
Concentre-se no alongamento da parte posterior da panturrilha para priorizar os músculos responsáveis pela flexão plantar do tornozelo diante do alongamento dos músculos posteriores da coxa.

INDICAÇÃO
Para atletas que sofrem tensão na panturrilha, corredores de longas distâncias ou pessoas que praticam esportes dos quais a corrida faz parte e que tenham tempos de jogo prolongados, como o futebol ou o tênis.

Alongamentos estáticos posteriores à prática da corrida / 109

69 — MEMBROS INFERIORES / GASTROCNÊMIO

Impulsão de suporte fixo

INÍCIO
Posicione-se em frente a um suporte vertical no qual possa se apoiar, como uma grade, um poste de luz, uma árvore ou outro objeto que encontre durante sua prática esportiva. Apoie-se ao suporte com ambas as mãos, a uma distância suficiente para que os cotovelos fiquem estendidos. Coloque um pé na perpendicular do tronco e o outro para trás apoiado sobre a ponta e bem afastado do primeiro.

TÉCNICA
Flexione o joelho da perna da frente até 130° aproximadamente e incline o tronco à frente, colocando-o alinhado com a perna de trás. O pé do apoio posterior deverá ter toda a planta, incluindo o calcanhar, em contato com o solo, o que forçará a dorsiflexão do tornozelo.

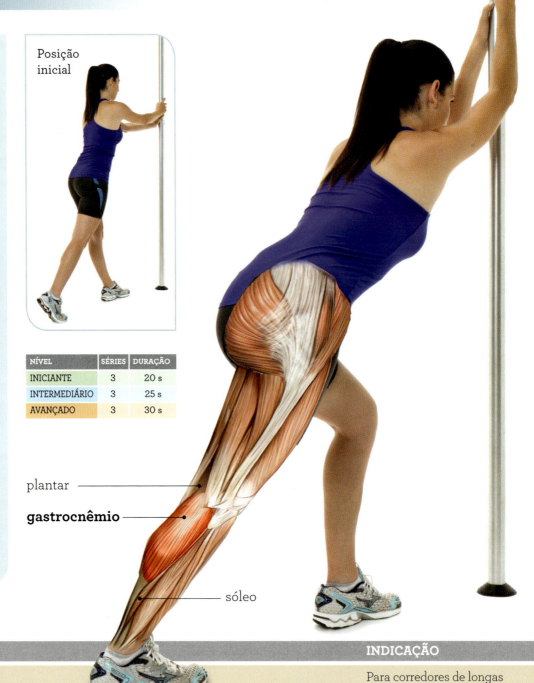

Posição inicial

NÍVEL	SÉRIES	DURAÇÃO
INICIANTE	3	20 s
INTERMEDIÁRIO	3	25 s
AVANÇADO	3	30 s

plantar
gastrocnêmio
sóleo

Apoie o calcanhar do pé de trás no solo.

PRECAUÇÃO
Utilize um suporte vertical firme e apoie-se nele com ambas as mãos.

INDICAÇÃO
Para corredores de longas distâncias ou *cross-country* e pessoas que praticam esportes dos quais a corrida faz parte e que requeiram um tempo de jogo prolongado.

110 / Alongamentos estáticos posteriores à prática da corrida

GASTROCNÊMIO / MEMBROS INFERIORES 70

Dorsiflexão assistida do tornozelo

INÍCIO
Em decúbito dorsal, levante uma perna, de maneira que esta fique em um ângulo de aproximadamente 40° com o solo. Seu parceiro deverá se colocar junto a seus tornozelos e segurar o calcanhar e a ponta do pé levantado. Mantenha os joelhos estendidos e a cabeça apoiada no solo.

TÉCNICA
Seu parceiro deverá empurrar a ponta do pé ao mesmo tempo que segura o calcanhar, o que provocará a dorsiflexão do tornozelo. Mantenha o joelho estendido durante a execução do exercício para obter um alongamento ótimo dos músculos gastrocnêmio e sóleo.

Mantenha o joelho estendido.

sóleo

plantar

gastrocnêmio

Posição inicial

NÍVEL	SÉRIES	DURAÇÃO
INICIANTE	3	20 s
INTERMEDIÁRIO	3	25 s
AVANÇADO	3	30 s

PRECAUÇÃO
Comunique-se constantemente com seu parceiro e assegure-se de que realiza o alongamento lentamente para minimizar o risco de lesão.

INDICAÇÃO
Para corredores de longas distâncias, atletas que sofrem de tensão na panturrilha e para quem pratica modalidades individuais ou em equipe das quais a corrida faz parte e cujos tempos de jogo ou competição sejam prolongados.

Alongamentos estáticos posteriores à prática da corrida / 111

71 MEMBROS INFERIORES / **GASTROCNÊMIO**

Flexão com inclinação

INÍCIO
Posicione-se diante de um apoio fixo e que não ultrapasse a altura de sua cintura, como o respaldo de um banco, um guarda-copo ou outro apoio que encontre durante seu percurso de treinamento habitual. Segure-se ao apoio com ambas as mãos e incline-se para a frente, mantendo alinhados o tronco e os membros inferiores. As plantas dos pés deverão ficar totalmente apoiadas no solo, desde os calcanhares até os dedos.

TÉCNICA
Flexione lentamente os cotovelos, de maneira que aumente o grau de inclinação do tronco e das pernas, que devem se manter alinhados como se fossem uma prancha. As plantas dos pés deverão se manter totalmente em contato com o solo, sem que os calcanhares se levantem em nenhum momento.

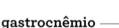

plantar

gastrocnêmio

sóleo

Mantenha os calcanhares em contato com o solo.

NÍVEL	SÉRIES	DURAÇÃO
INICIANTE	3	20 s
INTERMEDIÁRIO	3	25 s
AVANÇADO	3	30 s

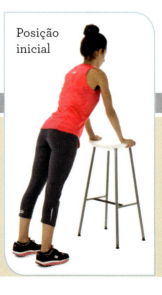

Posição inicial

PRECAUÇÃO
Escolha um apoio bem fixo ao solo e evite realizar este exercício sobre uma superfície na qual possa escorregar, como areia, cascalho ou pavimento deslizante.

INDICAÇÃO
Para atletas de cujas modalidades a corrida faça parte, em especial se os tempos de prática forem prolongados, como tenistas e jogadores de futebol. Também para corredores e nadadores de longas distâncias.

112 / Alongamentos estáticos posteriores à prática da corrida

GASTROCNÊMIO / MEMBROS INFERIORES | 72

Posição de largada

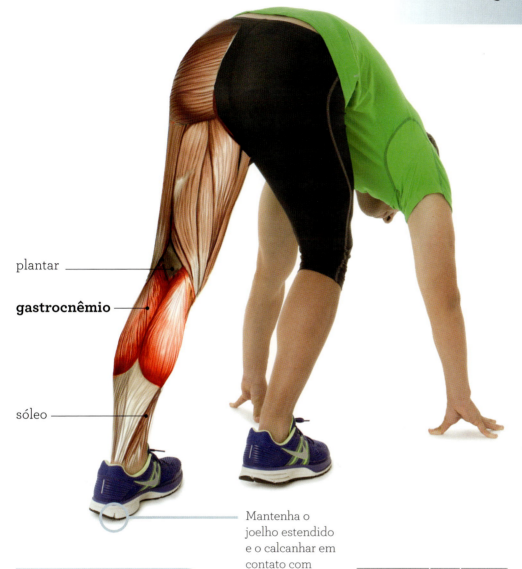

- plantar
- **gastrocnêmio**
- sóleo

Mantenha o joelho estendido e o calcanhar em contato com o solo.

INÍCIO
Apoie-se com as mãos e os pés no chão. As mãos deverão estar alinhadas, enquanto os pés ficarão um diante do outro, com uma distância entre a ponta do pé de trás e o calcanhar do pé da frente de aproximadamente meio palmo. Os cotovelos deverão estar estendidos e os joelhos em flexão ligeiramente superior a 90°, ficando o corpo em uma posição semelhante à que se adota na saída de uma corrida de velocidade.

TÉCNICA
Estenda totalmente o joelho da perna de trás e realize uma dorsiflexão do tornozelo, de maneira que o calcanhar fique em contato com o solo e você possa sentir a tensão na panturrilha e na parte posterior do joelho e da coxa.

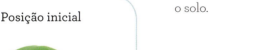

NÍVEL	SÉRIES	DURAÇÃO
INICIANTE	3	20 s
INTERMEDIÁRIO	3	25 s
AVANÇADO	3	30 s

Posição inicial

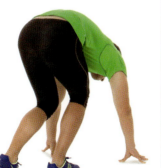

PRECAUÇÃO
Realize o exercício sobre uma superfície não deslizante e parta de uma posição de equilíbrio.

INDICAÇÃO
Para corredores e nadadores de longas distâncias, assim como para outros atletas de modalidades das quais faça parte a travessia a pé ou a corrida e cujo tempo de prática seja prolongado.

Alongamentos estáticos posteriores à prática da corrida / 113

MEMBROS INFERIORES / GASTROCNÊMIO

Tração bilateral com toalha

INÍCIO
Sente-se com os pés unidos diante de você. Ambos os joelhos deverão estar ligeiramente flexionados para lhe permitir acomodar uma toalha ou outro objeto semelhante na parte anterior da planta do pé. Segure firmemente ambas as extremidades da toalha com as mãos.

TÉCNICA
Estenda os joelhos de maneira que as panturrilhas fiquem em contato com o solo e, em seguida, puxe as extremidades da toalha para forçar a dorsiflexão dos tornozelos. Embora a flexão não seja muito acentuada, você sentirá a tensão na panturrilha e o alongamento será efetivo.

NÍVEL	SÉRIES	DURAÇÃO
INICIANTE	3	20 s
INTERMEDIÁRIO	3	25 s
AVANÇADO	3	30 s

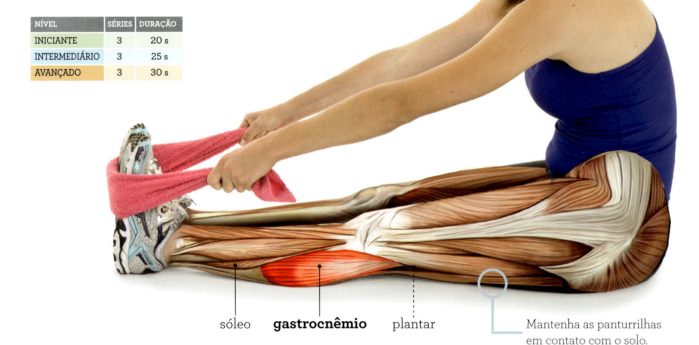

sóleo · **gastrocnêmio** · plantar · Mantenha as panturrilhas em contato com o solo.

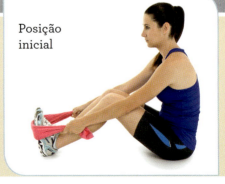

Posição inicial

PRECAUÇÃO
Quanto mais a toalha for acomodada em direção à ponta do pé, mais efetivo será o exercício, mas você deverá encontrar o ponto apropriado para que ela não se solte.

INDICAÇÃO
Para corredores de longas distâncias e pessoas que sofrem de tensão na panturrilha ou praticam esportes dos quais a corrida faz parte, assim como para aquelas cujas provas ou partidas sejam relativamente prolongadas, como as de futebol, tênis ou basquete.

SÓLEO / MEMBROS INFERIORES | 74

Posição de cócoras

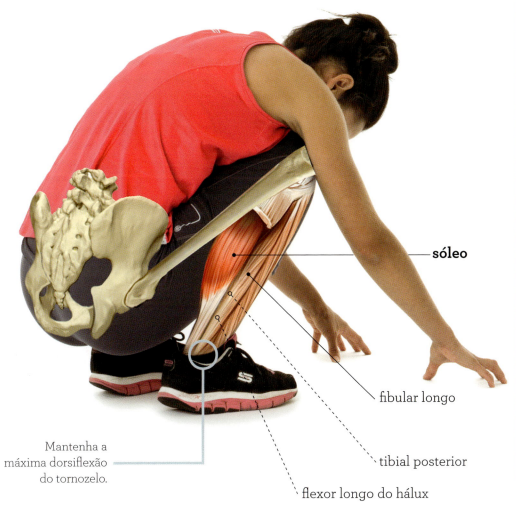

- sóleo
- fibular longo
- tibial posterior
- flexor longo do hálux

Mantenha a máxima dorsiflexão do tornozelo.

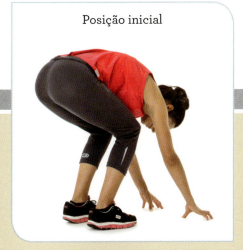

Posição inicial

INÍCIO
Posicione-se com os pés alinhados com os ombros e incline-se à frente até tocar o solo com as pontas dos dedos das mãos. Estas ficarão diante dos pés, e os joelhos deverão estar flexionados em cerca de 90°. Nesse ponto, os quadris estarão totalmente flexionados e os tornozelos estarão, também, em uma ligeira dorsiflexão.

TÉCNICA
Agache completamente e incline-se para a frente o máximo possível sem que os calcanhares percam o contato com o solo. Dessa forma será acentuada a dorsiflexão do tornozelo, o que proporcionará a tensão suficiente ao sóleo para que o alongamento seja efetivo.

NÍVEL	SÉRIES	DURAÇÃO
INICIANTE	2	20 s
INTERMEDIÁRIO	3	25 s
AVANÇADO	3	30 s

PRECAUÇÃO
Evite levantar os calcanhares do solo para forçar a inclinação do corpo, visto que não acrescentará maior intensidade ao alongamento, mas sim poderá causar seu desequilíbrio.

INDICAÇÃO
Para corredores de longas distâncias e atletas que possam sentir tensão ou cãibras na região da panturrilha, como nadadores, tenistas, jogadores de futebol, atletas de marcha, ciclistas etc.

Alongamentos estáticos posteriores à prática da corrida / 115

MEMBROS INFERIORES / SÓLEO

Posição de "às suas marcas"

INÍCIO
Apoie-se sobre ambas as mãos, um pé e um joelho. As mãos deverão estar diante dos ombros, afastadas em uma distância ligeiramente superior à deles. A perna do pé apoiado deverá manter o joelho flexionado em cerca de 75° ou 80° e o quadril em flexão completa. O joelho de trás deverá se situar um pouco posterior ao calcanhar do pé de apoio, de modo que o corpo fique em uma posição semelhante à que se adota antes da saída de uma prova de velocidade, quando o juiz grita "às suas marcas!".

TÉCNICA
Deslize as mãos à frente sem variar nenhum dos apoios restantes. Isso fará com que o corpo se desloque à frente e o tornozelo alcance o grau máximo de dorsiflexão, o que permitirá o alongamento do sóleo.

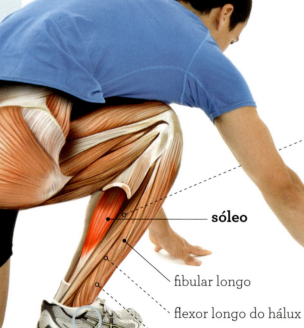

- tibial posterior
- **sóleo**
- fibular longo
- flexor longo do hálux
- fibular curto

Alcance a máxima dorsiflexão do tornozelo.

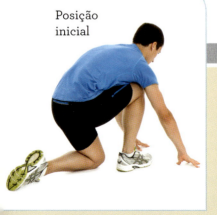

Posição inicial

NÍVEL	SÉRIES	DURAÇÃO
INICIANTE	2	25 s
INTERMEDIÁRIO	3	25 s
AVANÇADO	3	30 s

PRECAUÇÃO
Evite levantar o calcanhar do pé de apoio, visto que isso não agregaria nenhuma vantagem e desvirtuaria a técnica do exercício.

INDICAÇÃO
Para corredores de longas distâncias, atletas de marcha e outros que possam sobrecarregar especialmente os músculos responsáveis pela flexão plantar do tornozelo, como nadadores ou ciclistas.

116 / Alongamentos estáticos posteriores à prática da corrida

SÓLEO / MEMBROS INFERIORES **76**

Posição de arremesso de peso

INÍCIO
Coloque um pé apenas alguns centímetros diante do outro, que se apoiará no solo, unicamente com a ponta. Flexione os joelhos e os quadris como se quisesse colocar-se de cócoras, ao mesmo tempo que inclina o tronco à frente. Segure o joelho da frente com ambas as mãos.

TÉCNICA
Abaixe o calcanhar do pé de trás até que toda a planta esteja em contato com o solo. Se notar tensão na panturrilha, o alongamento está sendo executado de forma correta. Ao contrário, se não sentir tensão, deverá voltar ao início, colocando mais para trás a perna de alongamento.

fibular longo

flexor longo do hálux

sóleo

tibial posterior

fibular curto

Posição inicial

Mantenha o calcanhar em contato com o solo.

NÍVEL	SÉRIES	DURAÇÃO
INICIANTE	2	25 s
INTERMEDIÁRIO	3	25 s
AVANÇADO	3	30 s

PRECAUÇÃO
Assegure-se de partir de uma posição estável para realizar o exercício com segurança.

INDICAÇÃO
Para corredores de longas distâncias, atletas de marcha e outros que possam sobrecarregar especialmente os músculos que interferem na flexão plantar do tornozelo, como ciclistas, jogadores de futebol ou nadadores.

Alongamentos estáticos posteriores à prática da corrida / **117**

77 MEMBROS INFERIORES / SÓLEO

Tração dos pés sentado

INÍCIO
Sente-se no chão com as pernas unidas, os joelhos flexionados em cerca de 100° e os pés apoiados sobre os calcanhares. Incline o tronco para a frente e coloque os dedos das mãos sobre o dorso dos pés.

TÉCNICA
Segure as pontas dos pés com as mãos e puxe-as, procurando alcançar a máxima dorsiflexão possível dos tornozelos. Os calcanhares não deverão se deslocar de seu ponto de apoio original, mas os joelhos poderão aumentar ligeiramente seu grau de flexão.

NÍVEL	SÉRIES	DURAÇÃO
INICIANTE	2	25 s
INTERMEDIÁRIO	3	25 s
AVANÇADO	3	30 s

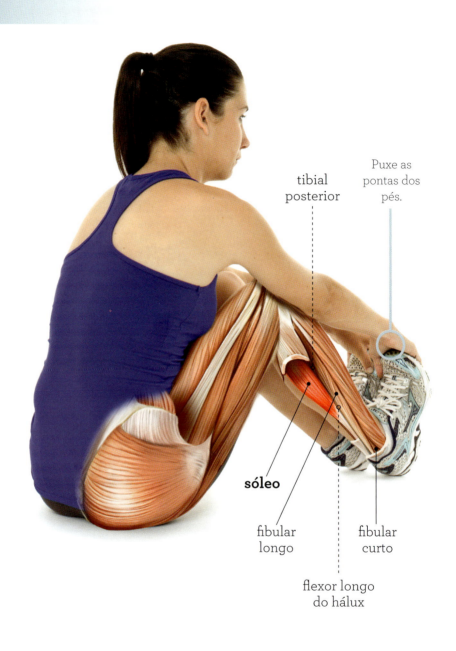

tibial posterior

Puxe as pontas dos pés.

sóleo

fibular longo

fibular curto

flexor longo do hálux

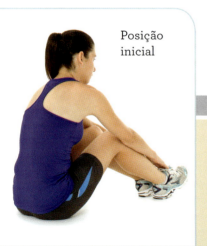

Posição inicial

PRECAUÇÃO
Evite estender os joelhos durante a realização do exercício, para que tenha uma incidência maior no sóleo.

INDICAÇÃO
Para corredores de longas distâncias, atletas de marcha e atletas em geral que sobrecarregam especialmente a musculatura que interfere na flexão plantar do tornozelo.

118 / Alongamentos estáticos posteriores à prática da corrida

SÓLEO / MEMBROS INFERIORES | 78

Descida com suporte

Posição inicial

INÍCIO
Posicione-se em frente a um suporte vertical em que possa se segurar (como uma árvore, um poste de luz ou uma coluna), ou horizontal (desde que não seja muito baixo). Segure o suporte com ambas as mãos e posicione um pé diante do outro, com uma distância entre eles de aproximadamente um palmo. Flexione um pouco os joelhos, o que fará descer ligeiramente o centro de gravidade.

TÉCNICA
Aumente o grau de flexão dos joelhos, fazendo descer ainda mais o centro de gravidade, sem alterar os pontos de apoio e evitando que o calcanhar do pé de trás perca o contato com o solo. O tornozelo chegará a uma dorsiflexão máxima e ocorrerá o alongamento do sóleo, que deverá ser mantido por alguns segundos.

NÍVEL	SÉRIES	DURAÇÃO
INICIANTE	2	25 s
INTERMEDIÁRIO	3	25 s
AVANÇADO	3	30 s

- sóleo
- tibial posterior
- fibular longo
- fibular curto
- flexor longo do hálux

Mantenha o calcanhar em contato com o solo.

PRECAUÇÃO
Mantenha o tronco perpendicular ao solo durante a execução do exercício e utilize um suporte firme para segurar-se.

INDICAÇÃO
Para atletas de marcha, corredores de longas distâncias, nadadores, ciclistas, jogadores de futebol e outros atletas que, pela natureza de sua modalidade, façam trabalhar com especial intensidade e de forma prolongada a musculatura responsável pela flexão plantar do tornozelo.

Alongamentos estáticos posteriores à prática da corrida / 119

MEMBROS INFERIORES / **SÓLEO**

Dorsiflexão forçada

INÍCIO
Posicione-se sobre um *step*, degrau, meio-fio ou outro apoio semelhante que esteja disponível durante sua prática esportiva. Avance um pé, coloque o calcanhar na borda do *step* e abaixe a ponta do pé, colocando o tornozelo em flexão plantar. Segure a ponta desse pé com ambas as mãos.

TÉCNICA
Puxe a ponta do pé que está sendo segurado, sem levantar o calcanhar de seu apoio. Isso provocará uma dorsiflexão máxima do tornozelo e, consequentemente, o alongamento do sóleo. Mantenha a tensão durante o tempo adequado a seu nível e a seus objetivos.

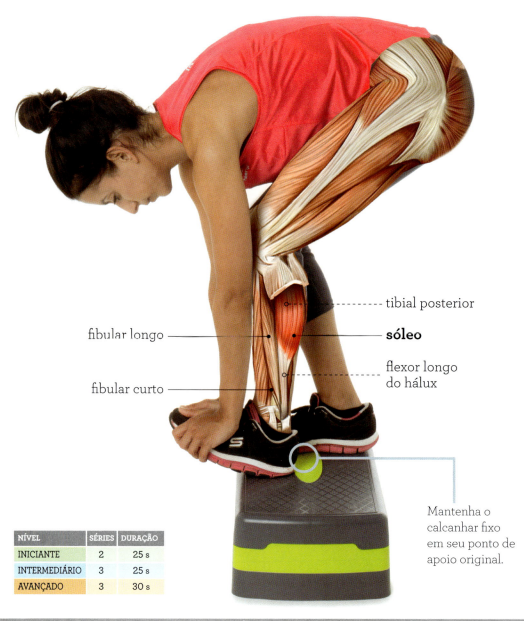

- fibular longo
- fibular curto
- tibial posterior
- **sóleo**
- flexor longo do hálux

Mantenha o calcanhar fixo em seu ponto de apoio original.

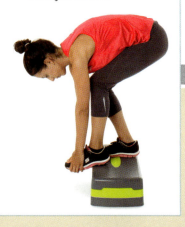

Posição inicial

NÍVEL	SÉRIES	DURAÇÃO
INICIANTE	2	25 s
INTERMEDIÁRIO	3	25 s
AVANÇADO	3	30 s

PRECAUÇÃO
Apoie com firmeza uma superfície do calcanhar, suficiente para que ele não possa se deslocar de seu apoio durante a execução do alongamento.

INDICAÇÃO
Para corredores de longas distâncias, atletas de marcha e outros que, pela natureza de seu esporte, sobrecarregam especialmente os músculos responsáveis pela flexão plantar do tornozelo.

120 / Alongamentos estáticos posteriores à prática da corrida

SÓLEO / MEMBROS INFERIORES | 80

Apoio sobre *step*

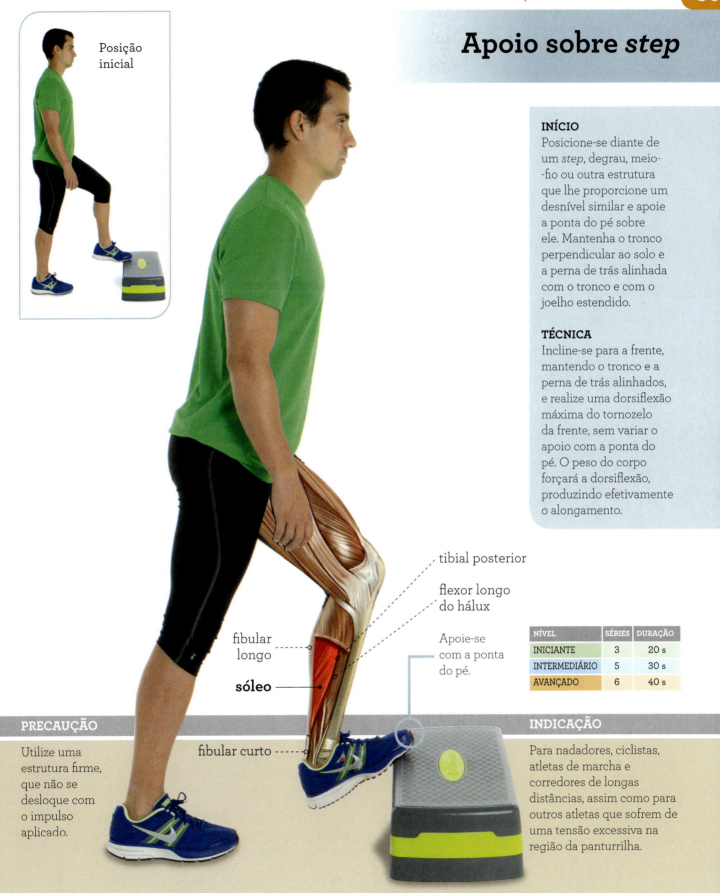

Posição inicial

INÍCIO
Posicione-se diante de um *step*, degrau, meio-fio ou outra estrutura que lhe proporcione um desnível similar e apoie a ponta do pé sobre ele. Mantenha o tronco perpendicular ao solo e a perna de trás alinhada com o tronco e com o joelho estendido.

TÉCNICA
Incline-se para a frente, mantendo o tronco e a perna de trás alinhados, e realize uma dorsiflexão máxima do tornozelo da frente, sem variar o apoio com a ponta do pé. O peso do corpo forçará a dorsiflexão, produzindo efetivamente o alongamento.

- tibial posterior
- flexor longo do hálux
- fibular longo
- **sóleo**
- fibular curto
- Apoie-se com a ponta do pé.

NÍVEL	SÉRIES	DURAÇÃO
INICIANTE	3	20 s
INTERMEDIÁRIO	5	30 s
AVANÇADO	6	40 s

PRECAUÇÃO
Utilize uma estrutura firme, que não se desloque com o impulso aplicado.

INDICAÇÃO
Para nadadores, ciclistas, atletas de marcha e corredores de longas distâncias, assim como para outros atletas que sofrem de uma tensão excessiva na região da panturrilha.

Alongamentos estáticos posteriores à prática da corrida / 121

81 MEMBROS INFERIORES / **TIBIAL ANTERIOR**

Encolhimento de pernas

INÍCIO
Posicione-se de joelhos e flexione-os completamente, de maneira que a parte posterior das coxas fique em contato com as panturrilhas. Incline ligeiramente o tronco para a frente, coloque os braços de cada lado do corpo e apoie as mãos no solo.

TÉCNICA
Levante os joelhos do chão, mantendo o apoio das mãos e das pontas dos pés. O corpo recuará um pouco e a maior parte do peso corporal será suportada pelos braços. O tornozelo ficará em flexão plantar máxima, o que favorecerá o alongamento do tibial anterior.

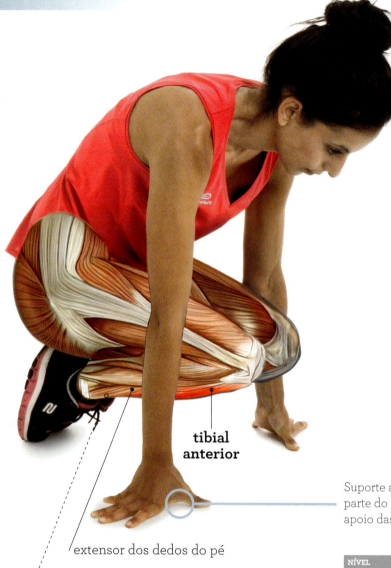

tibial anterior

extensor dos dedos do pé

extensor longo do hálux

Suporte a maior parte do peso no apoio das mãos.

NÍVEL	SÉRIES	DURAÇÃO
INICIANTE	2	20 s
INTERMEDIÁRIO	2	25 s
AVANÇADO	2	30 s

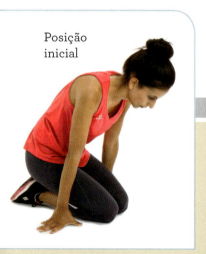

Posição inicial

PRECAUÇÃO
Realize este exercício sobre um *mat*, colchonete ou outra superfície acolchoada sempre que seja possível, para não causar danos às mãos, joelhos e tornozelos.

INDICAÇÃO
Para corredores de longas distâncias, *cross-country* ou pessoas que têm problemas no tibial anterior, como tendinite, decorrentes de seu uso excessivo em treinamentos longos e frequentes.

122 / Alongamentos estáticos posteriores à prática da corrida

TIBIAL ANTERIOR / MEMBROS INFERIORES 82

Alongamento sentado com a perna sobre a coxa

Posição inicial

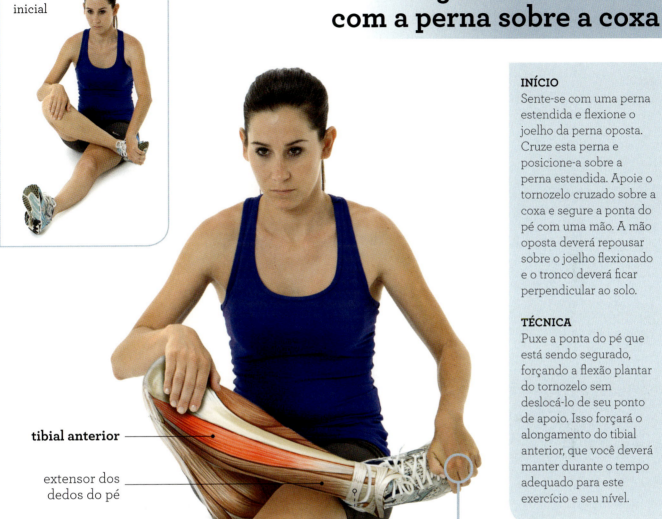

tibial anterior
extensor dos dedos do pé
extensor longo do hálux
Puxe a ponta do pé.

INÍCIO
Sente-se com uma perna estendida e flexione o joelho da perna oposta. Cruze esta perna e posicione-a sobre a perna estendida. Apoie o tornozelo cruzado sobre a coxa e segure a ponta do pé com uma mão. A mão oposta deverá repousar sobre o joelho flexionado e o tronco deverá ficar perpendicular ao solo.

TÉCNICA
Puxe a ponta do pé que está sendo segurado, forçando a flexão plantar do tornozelo sem deslocá-lo de seu ponto de apoio. Isso forçará o alongamento do tibial anterior, que você deverá manter durante o tempo adequado para este exercício e seu nível.

NÍVEL	SÉRIES	DURAÇÃO
INICIANTE	2	20 s
INTERMEDIÁRIO	2	25 s
AVANÇADO	2	30 s

PRECAUÇÃO
Mantenha o tornozelo apoiado sobre o mesmo ponto da coxa durante toda a execução do exercício e evite que essa articulação rotacione.

INDICAÇÃO
Para corredores de longas distâncias, aqueles que treinam durante tempos prolongados ou sobre superfícies irregulares e pessoas que sofrem de tensão na parte anterior da perna (a região compreendida entre o joelho e o tornozelo).

Alongamentos estáticos posteriores à prática da corrida / 123

83   MEMBROS INFERIORES / **TIBIAL ANTERIOR**

Alongamento na posição ajoelhada

INÍCIO
Posicione-se de joelhos, apoiando-os no solo juntamente com as pontas dos pés. Ambos os membros inferiores deverão estar unidos, e as mãos repousadas sobre as coxas. Mantenha o tronco ereto e perpendicular ao solo.

TÉCNICA
Segure um joelho com uma mão e puxe-o, fazendo com que se afaste do solo e o tornozelo passe de uma posição neutra a uma flexão plantar máxima, mantendo o apoio com a ponta do pé. Incline o tronco ligeiramente à frente e utilize a mão que continua sobre a coxa para se manter estável.

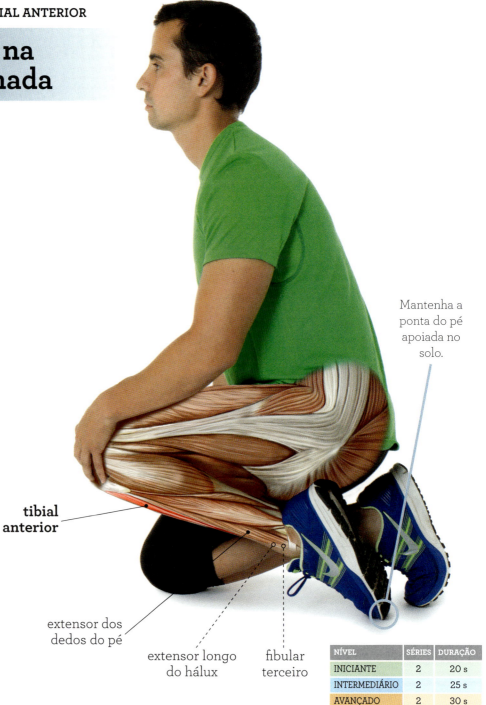

Mantenha a ponta do pé apoiada no solo.

tibial anterior

extensor dos dedos do pé

extensor longo do hálux

fibular terceiro

NÍVEL	SÉRIES	DURAÇÃO
INICIANTE	2	20 s
INTERMEDIÁRIO	2	25 s
AVANÇADO	2	30 s

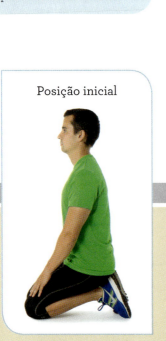

Posição inicial

PRECAUÇÃO
Realize o movimento lentamente e altere a sobrecarga dos distintos apoios à medida que avança na realização do exercício, para se manter em equilíbrio.

INDICAÇÃO
Para participantes de provas de longa distância ou *cross-country* e para atletas que sofrem de tensão na região anterior da perna.

124 / Alongamentos estáticos posteriores à prática da corrida

TIBIAL ANTERIOR / MEMBROS INFERIORES 84

Alongamento em quatro apoios recuado

NÍVEL	SÉRIES	DURAÇÃO
INICIANTE	2	20 s
INTERMEDIÁRIO	2	25 s
AVANÇADO	2	30 s

INÍCIO
Posicione-se em quatro apoios, sobre as mãos e os joelhos, com uma flexão nestes últimos inferior a 90°. Isso fará com que o corpo esteja um pouco mais recuado que o normal e o quadril um pouco mais baixo. As pontas dos pés estarão em contato com o solo, mas você não descarregará sobre elas nenhum peso.

TÉCNICA
Flexione os joelhos ao máximo, fazendo descer os quadris e apoiando as coxas sobre as panturrilhas. As mãos se deslocarão para trás, como o tronco, e o peso do corpo terminará repousando sobre os joelhos e as pontas dos pés. Isso provocará uma flexão plantar máxima dos tornozelos e, dessa forma, o alongamento do tibial anterior.

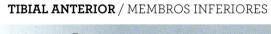

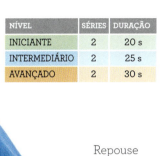

Repouse os glúteos sobre os calcanhares.

tibial anterior

extensor dos dedos do pé

fibular terceiro

extensor longo do hálux

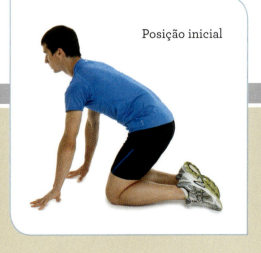

Posição inicial

PRECAUÇÃO
Desloque o peso lentamente para não comprometer a integridade dos tornozelos.

INDICAÇÃO
Para atletas de corrida ou marcha, cujas modalidades requerem treinamentos ou competições longas em tempo e distância.

Alongamentos estáticos posteriores à prática da corrida / 125

| 85 | MEMBROS INFERIORES / **TIBIAL ANTERIOR** |

Passo de dança

INÍCIO
Coloque um pé à frente do outro, afastados em uma distância de cerca de dois palmos. As pontas dos pés deverão apontar para a frente e as mãos repousar na cintura. Mantenha os joelhos estendidos e o tronco perpendicular ao solo.

TÉCNICA
Avance o corpo mediante a flexão dos joelhos. O pé de trás deverá passar de um apoio com toda a planta a um apoio com a ponta, ficando o tornozelo em flexão plantar e o dorso do pé voltado para o solo. A descida do tronco acentuará a flexão plantar do tornozelo e facilitará o alongamento.

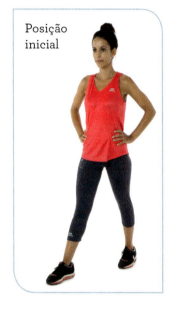

Posição inicial

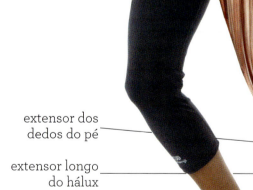

tibial anterior
fibular terceiro
extensor dos dedos do pé
extensor longo do hálux

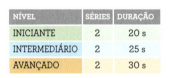

NÍVEL	SÉRIES	DURAÇÃO
INICIANTE	2	20 s
INTERMEDIÁRIO	2	25 s
AVANÇADO	2	30 s

PRECAUÇÃO
Evite realizar o exercício depressa ou de forma brusca, para não perder o equilíbrio.

INDICAÇÃO
Para corredores de longas distâncias, atletas de marcha e praticantes de *cross running*, pelo volume de trabalho a que submetem o tibial anterior, assim como para outros atletas que experimentam tensão na parte anterior da perna.

Mantenha a ponta do pé apoiada no solo.

126 / Alongamentos estáticos posteriores à prática da corrida

TIBIAL ANTERIOR / MEMBROS INFERIORES | 86

Apoio posterior elevado

INÍCIO
Coloque-se de costas para um suporte elevado no qual possa apoiar a ponta do pé, de maneira que o tornozelo fique em uma posição neutra e o joelho flexionado. A outra perna fará a função de suporte principal e deverá manter o joelho estendido. O tronco ficará alinhado com a perna de suporte, e você pode pôr as mãos na cintura caso seja mais cômodo.

TÉCNICA
Flexione o joelho da perna de apoio, fazendo descer o corpo ao mesmo tempo que mantém o pé de trás sobre o suporte. Uma flexão plantar forçada do tornozelo será produzida, alongando o tibial anterior.

extensor dos dedos do pé
extensor longo do hálux
fibular terceiro
tibial anterior

Flexione o joelho da perna de apoio.

Posição inicial

NÍVEL	SÉRIES	DURAÇÃO
INICIANTE	2	20 s
INTERMEDIÁRIO	2	25 s
AVANÇADO	2	30 s

PRECAUÇÃO
Escolha um suporte firme, valendo-se das mãos para manter-se estável se for necessário.

INDICAÇÃO
Para corredores de longas distâncias ou que participam de provas em que o desnível ou a irregularidade do terreno sejam fatores determinantes, como no *sky running*.

Alongamentos estáticos posteriores à prática da corrida / 127

87 MEMBROS INFERIORES / **TIBIAL ANTERIOR**

Perna cruzada em apoio bipedal

INÍCIO
Cruze uma perna na frente da outra, de maneira que a perna de trás suporte a maior parte do peso corporal e o joelho correspondente fique estendido. A perna que cruza pela frente deverá ficar com o joelho flexionado, de forma que permita apoiar a ponta do pé no solo, junto à parte externa do outro pé.

TÉCNICA
Flexione o joelho da perna que suporta a maior parte do peso, obrigando a outra a aumentar também sua flexão, mas sem mover os pés de seu apoio original. O tornozelo da perna cruzada terá que ficar estendido, e o pé ficará com a planta perpendicular ao solo.

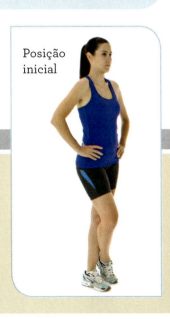

Posição inicial

NÍVEL	SÉRIES	DURAÇÃO
INICIANTE	2	15 s
INTERMEDIÁRIO	2	20 s
AVANÇADO	2	25 s

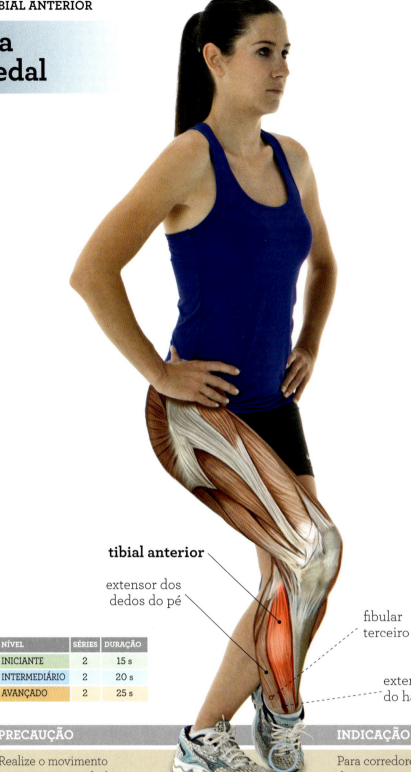

tibial anterior

extensor dos dedos do pé

fibular terceiro

extensor longo do hálux

O pé cruzado deve estar apoiado sobre a ponta.

PRECAUÇÃO
Realize o movimento lentamente, sem deslocar os pés de seu apoio original, e dê prioridade à sua estabilidade durante a execução do alongamento.

INDICAÇÃO
Para corredores de longas distâncias, *cross-country* ou provas nas quais haja irregularidades no terreno. Também para atletas de marcha e pessoas que praticam modalidades cujas provas ou treinamentos sejam de média ou longa duração.

128 / Alongamentos estáticos posteriores à prática da corrida

FIBULARES / MEMBROS INFERIORES — 88

Inversão do tornozelo sentado

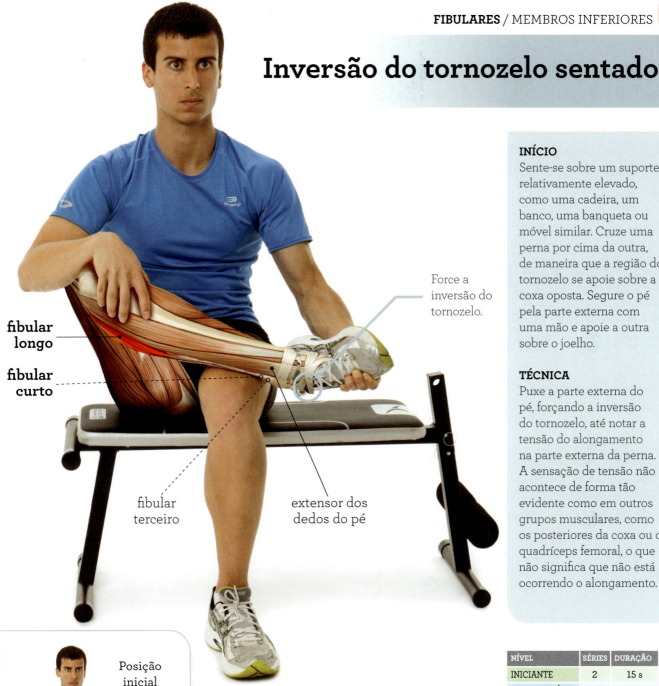

- fibular longo
- fibular curto
- fibular terceiro
- extensor dos dedos do pé
- Force a inversão do tornozelo.
- Posição inicial

INÍCIO
Sente-se sobre um suporte relativamente elevado, como uma cadeira, um banco, uma banqueta ou móvel similar. Cruze uma perna por cima da outra, de maneira que a região do tornozelo se apoie sobre a coxa oposta. Segure o pé pela parte externa com uma mão e apoie a outra sobre o joelho.

TÉCNICA
Puxe a parte externa do pé, forçando a inversão do tornozelo, até notar a tensão do alongamento na parte externa da perna. A sensação de tensão não acontece de forma tão evidente como em outros grupos musculares, como os posteriores da coxa ou o quadríceps femoral, o que não significa que não está ocorrendo o alongamento.

NÍVEL	SÉRIES	DURAÇÃO
INICIANTE	2	15 s
INTERMEDIÁRIO	2	20 s
AVANÇADO	2	25 s

PRECAUÇÃO
Não ultrapasse o tempo de alongamento recomendado neste caso, visto que essa musculatura determina em grande medida a estabilidade do tornozelo.

INDICAÇÃO
Especialmente para corredores de *cross-country*, *trail running* e outras modalidades de corrida ou caminhada realizadas em superfícies irregulares.

89 MEMBROS INFERIORES / **FIBULARES**

Inversão do tornozelo em pé

INÍCIO
Posicione-se com os pés afastados em uma distância ligeiramente maior que a existente entre os ombros e com as pontas voltadas para a frente. Mantenha os joelhos estendidos e as mãos na cintura para obter maior conforto.

TÉCNICA
Mova o corpo lateralmente alguns centímetros para provocar a inversão de um dos tornozelos, mas sem deslocar nenhum dos pés de seu apoio original. Mantenha a tensão da parte externa da perna durante alguns segundos.

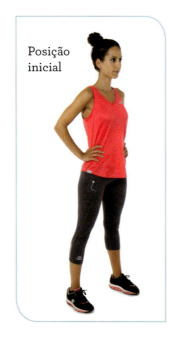

Posição inicial

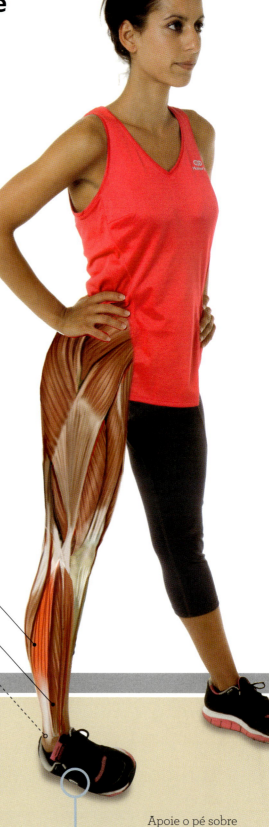

fibular longo

extensor dos dedos do pé

fibular curto

Apoie o pé sobre sua região externa.

NÍVEL	SÉRIES	DURAÇÃO
INICIANTE	2	15 s
INTERMEDIÁRIO	2	20 s
AVANÇADO	2	25 s

PRECAUÇÃO
Realize o movimento de forma lenta e compense o peso entre os dois pontos de apoio para evitar torção do tornozelo.

INDICAÇÃO
Para corredores que treinam ou disputam competições sobre superfícies irregulares, como o *trail running*.

Alongamentos estáticos posteriores à prática da corrida

FIBULARES / MEMBROS INFERIORES | 90

Tração com perna alongada

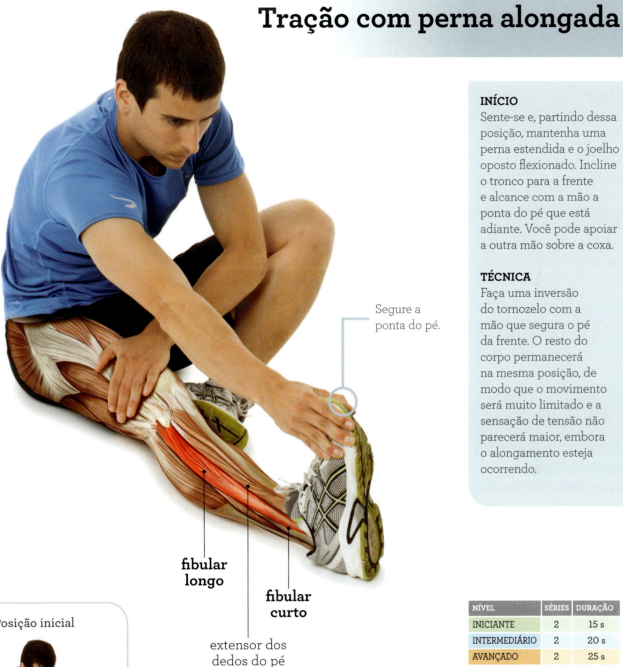

Segure a ponta do pé.

fibular longo

fibular curto

extensor dos dedos do pé

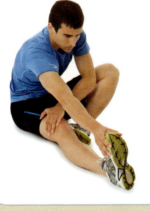

Posição inicial

INÍCIO
Sente-se e, partindo dessa posição, mantenha uma perna estendida e o joelho oposto flexionado. Incline o tronco para a frente e alcance com a mão a ponta do pé que está adiante. Você pode apoiar a outra mão sobre a coxa.

TÉCNICA
Faça uma inversão do tornozelo com a mão que segura o pé da frente. O resto do corpo permanecerá na mesma posição, de modo que o movimento será muito limitado e a sensação de tensão não parecerá maior, embora o alongamento esteja ocorrendo.

NÍVEL	SÉRIES	DURAÇÃO
INICIANTE	2	15 s
INTERMEDIÁRIO	2	20 s
AVANÇADO	2	25 s

PRECAUÇÃO
Procure inclinar o tronco para a frente e não acentuar em excesso a flexão da coluna, em especial se sofrer ou já tiver sofrido distúrbios, desconforto ou restrição aos movimentos nessa região.

INDICAÇÃO
Para corredores, atletas de marcha ou caminhantes que treinam ou competem sobre superfícies irregulares, como no *trail running* e no *trekking*.

Alongamentos estáticos posteriores à prática da corrida / 131

91 MEMBROS INFERIORES / **FÁSCIA PLANTAR**

Avanço com flexão de joelhos

INÍCIO
Coloque um pé diante do outro e distribua igualmente o peso sobre ambos. Os joelhos deverão estar estendidos, o tronco perpendicular ao solo e as mãos podem ficar pendentes junto ao corpo ou apoiadas nos quadris para proporcionar maior conforto.

TÉCNICA
Sem mover os pés de seus pontos de apoio originais, flexione os joelhos até aproximadamente 135°, avançando e fazendo descer seu centro de gravidade. O pé da frente deverá manter seu apoio completo, enquanto o de trás ficará apoiado unicamente sobre os dedos, o que forçará sua extensão.

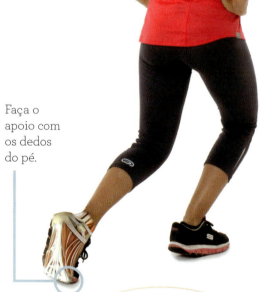

Posição inicial

Faça o apoio com os dedos do pé.

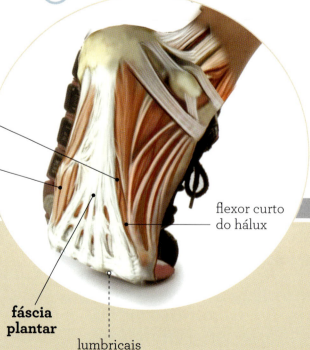

flexor curto dos dedos
flexor curto do dedo mínimo
flexor curto do hálux
fáscia plantar
lumbricais do pé

NÍVEL	SÉRIES	DURAÇÃO
INICIANTE	2	25 s
INTERMEDIÁRIO	3	30 s
AVANÇADO	3	35 s

PRECAUÇÃO
Concentre-se em manter um equilíbrio suficiente durante a execução do exercício.

INDICAÇÃO
Para corredores que sofrem ou já tenham sofrido de fascite plantar e dor na planta do pé. Também para atletas de marcha, *trekking*, *cross-country* e outros corredores de longas distâncias.

132 / Alongamentos estáticos posteriores à prática da corrida

FÁSCIA PLANTAR / MEMBROS INFERIORES   92

Apoio nos dedos do pé

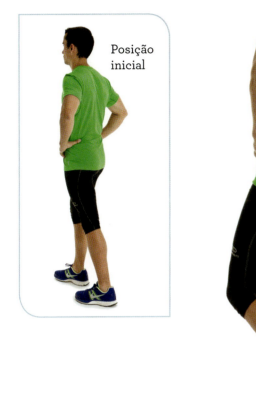

Posição inicial

Mantenha o calcanhar elevado e apoie-se com os dedos do pé.

flexor curto dos dedos

flexor curto do hálux

flexor curto do dedo mínimo

lumbricais do pé

fáscia plantar

INÍCIO
Posicione um pé atrás do outro, de maneira que a distância entre o calcanhar de um e a ponta do outro seja inferior a um palmo. A perna da frente deverá ter um grau mínimo de flexão no joelho, e a de trás estará totalmente estendida. Ambos os pés devem ter toda a sua planta em contato com o solo.

TÉCNICA
Flexione ambos os joelhos até 90°, aproximadamente, de maneira que o centro de gravidade do corpo desça, e levante o calcanhar do pé de trás. Este passará a um apoio com os dedos e à extensão deles, o que provocará o alongamento da fáscia plantar.

NÍVEL	SÉRIES	DURAÇÃO
INICIANTE	2	25 s
INTERMEDIÁRIO	3	30 s
AVANÇADO	3	35 s

PRECAUÇÃO
A princípio, não há riscos na execução deste alongamento, a não ser o de perder o equilíbrio; para evitá-lo, basta iniciar o exercício com uma posição estável e executá-lo de forma progressiva.

INDICAÇÃO
Para atletas de corrida, marcha e caminhada, em especial se percorrem longas distâncias e se realizam sua prática esportiva em terrenos irregulares, como no *trail running* ou no *trekking*.

Alongamentos estáticos posteriores à prática da corrida / 133

93 MEMBROS INFERIORES / FÁSCIA PLANTAR

Tração com uma mão

INÍCIO
Coloque um pé diante do outro, com uma distância entre eles inferior a um palmo. Flexione ligeiramente os joelhos e incline o tronco para a frente, até que fique praticamente paralelo ao solo. Com uma mão alcance a ponta do pé da frente e segure-o.

TÉCNICA
Puxe a ponta do pé, o que provocará a extensão dos dedos e gerará tensão na fáscia plantar. Assegure-se de manter estendida a região lombar para não lesionar suas costas durante a execução do exercício. Caso sinta desconforto ou restrição ao movimento, você pode realizar a tração a partir da posição sentada.

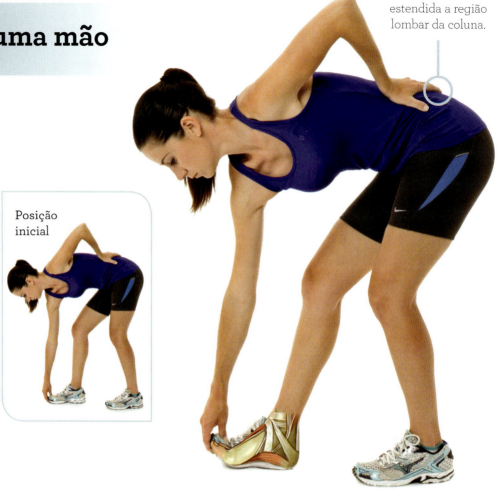

Mantenha estendida a região lombar da coluna.

Posição inicial

NÍVEL	SÉRIES	DURAÇÃO
INICIANTE	2	25 s
INTERMEDIÁRIO	3	30 s
AVANÇADO	3	35 s

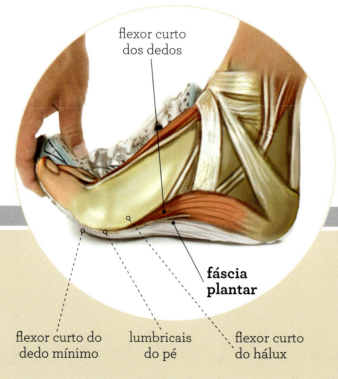

flexor curto dos dedos

flexor curto do dedo mínimo

lumbricais do pé

fáscia plantar

flexor curto do hálux

PRECAUÇÃO
Não aplique uma tensão excessiva ou brusca aos dedos dos pés, já que suas articulações são de tamanho reduzido e, até certo ponto, frágeis.

INDICAÇÃO
Para corredores, atletas de marcha e caminhantes cuja prática esportiva seja de duração prolongada, e especialmente se são realizadas em terrenos irregulares.

134 / Alongamentos estáticos posteriores à prática da corrida

FÁSCIA PLANTAR / MEMBROS INFERIORES | 94

Apoio sobre joelhos

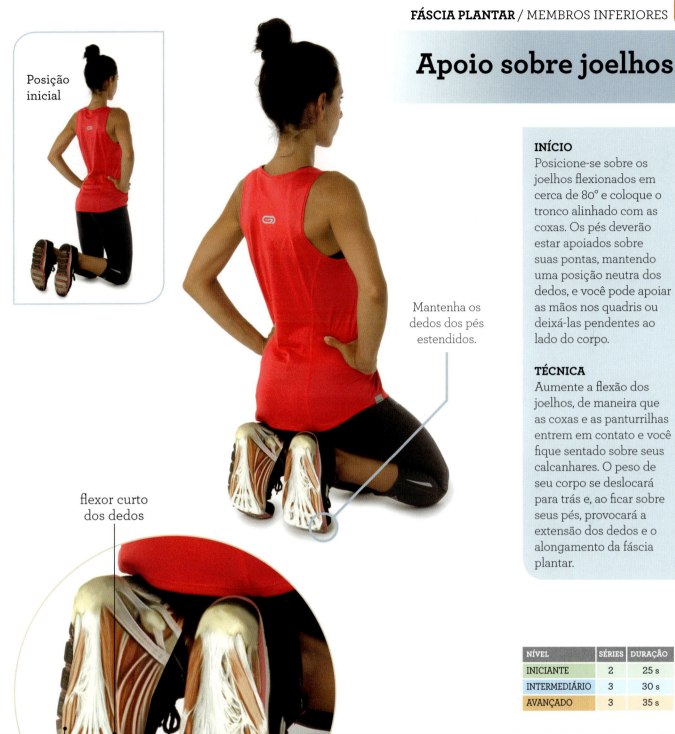

Posição inicial

Mantenha os dedos dos pés estendidos.

flexor curto dos dedos

flexor curto do dedo mínimo

flexor curto do hálux

fáscia plantar

lumbricais do pé

INÍCIO
Posicione-se sobre os joelhos flexionados em cerca de 80° e coloque o tronco alinhado com as coxas. Os pés deverão estar apoiados sobre suas pontas, mantendo uma posição neutra dos dedos, e você pode apoiar as mãos nos quadris ou deixá-las pendentes ao lado do corpo.

TÉCNICA
Aumente a flexão dos joelhos, de maneira que as coxas e as panturrilhas entrem em contato e você fique sentado sobre seus calcanhares. O peso de seu corpo se deslocará para trás e, ao ficar sobre seus pés, provocará a extensão dos dedos e o alongamento da fáscia plantar.

NÍVEL	SÉRIES	DURAÇÃO
INICIANTE	2	25 s
INTERMEDIÁRIO	3	30 s
AVANÇADO	3	35 s

PRECAUÇÃO
Caso sinta dor nos dedos dos pés, encurte a duração do exercício ou opte por qualquer um dos outros três exercícios dedicados à fáscia plantar apresentados nesta seção.

INDICAÇÃO
Para corredores, atletas de marcha ou entusiastas do *trekking*, em especial aqueles que se deslocam em terrenos irregulares, assim como para atletas que sofrem ou tenham sofrido de fascite plantar ou dores na planta do pé.

Alongamentos estáticos posteriores à prática da corrida / 135

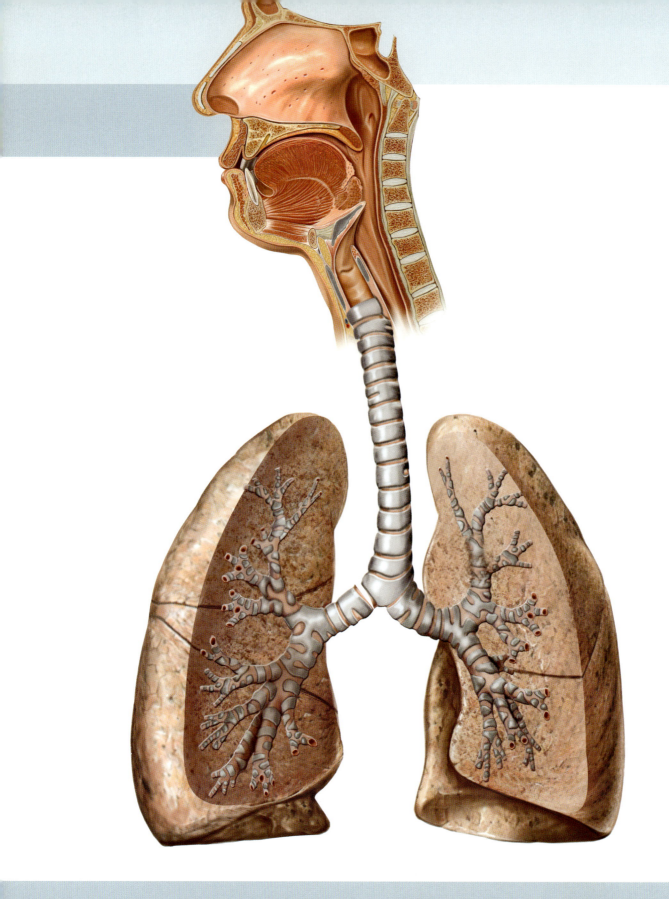

ALONGAMENTOS PARA OS MÚSCULOS RESPIRATÓRIOS

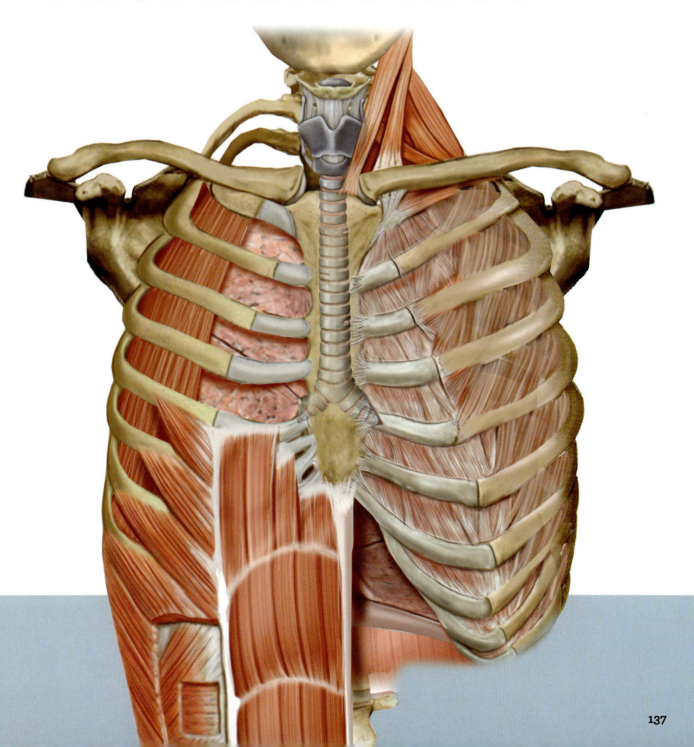

FUNDAMENTOS DOS ALONGAMENTOS PARA OS MÚSCULOS RESPIRATÓRIOS

O bom estado dos músculos que interferem na função respiratória determinará, em grande parte, a eficácia da mecânica ventilatória do corredor e, portanto, seu nível de desempenho. Fornecer oxigênio suficiente aos músculos é primordial nas provas de resistência, de modo que saber como respirar durante o esforço e poder fazê-lo corretamente será um fator determinante.

A respiração correta é um elemento fundamental para a maioria dos corredores e, definitivamente, para todos aqueles que praticam esportes nos quais a resistência seja um fator importante. Um velocista que corre os 100 metros rasos ou um arremessador de peso podem chegar a ser campeões em suas respectivas modalidades, ainda que sua respiração seja deficiente. A explicação é simples: em todas as provas breves ou muito breves a fadiga não aparece e, portanto, o fornecimento de oxigênio não se torna um fator limitante. Em contraposição absoluta, se você é um entusiasta da maratona, por mais potente que seja sua musculatura, não conseguirá bons resultados se não conseguir respirar de forma eficiente e fornecer a seus músculos o oxigênio e a energia que necessitam. Para citar um exemplo muito simples (embora um tanto exagerado): a maioria de nós, salvo se padecêssemos de alguma lesão ou incapacidade, poderia correr os 100 metros rasos, talvez até mesmo 200 metros, sem respirar nem uma única vez, sem comprometer o alcance da marca ou afetando-a muito pouco. Porém, agora, tente correr uma maratona sem respirar nem uma só vez. Se você conseguir isso, será a mais eficiente máquina de correr que jamais existiu! (De qualquer modo, peço-lhe que não tente.)

Como já vimos, nos esportes em que a atividade física se prolonga durante alguns minutos ou mais, é imprescindível fornecer a quantidade suficiente de oxigênio para os músculos que trabalham, para que possam continuar fazendo-o; do contrário aparece a fadiga, e o atleta tem que se deter.

Na corrida acontece exatamente a mesma situação e, além disso, a maioria dos entusiastas desse esporte supera amplamente o que poderíamos considerar um tempo de prática breve, com exceção dos velocistas. Além do mais, as provas de resistência ou ultrarresistência estão cada dia mais concorridas e, consequentemente, proliferam e crescem as corridas populares, competições de triatlo etc.

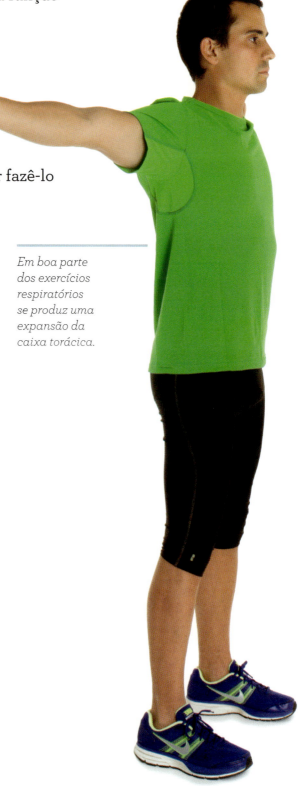

Em boa parte dos exercícios respiratórios se produz uma expansão da caixa torácica.

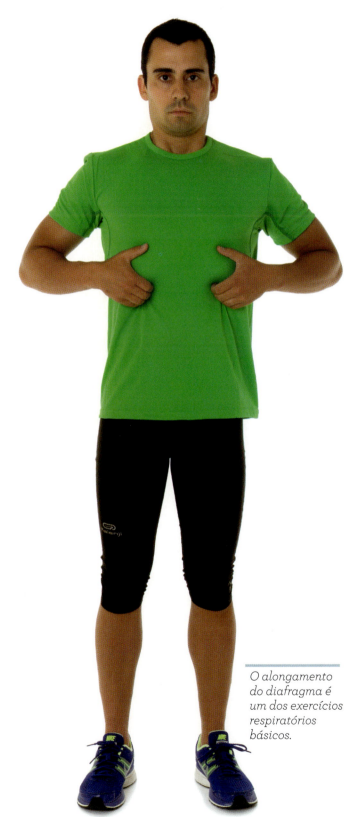

O alongamento do diafragma é um dos exercícios respiratórios básicos.

Assim, para poder participar dessas provas com certas garantias, é necessário ter uma boa técnica de respiração e que os músculos que interferem na função respiratória estejam, no mínimo, em condições tão boas quanto os das pernas.

Como você certamente deve saber, os pulmões não se enchem sozinhos de ar, como em um truque de mágica, mas sim porque estão em contato com o interior da caixa torácica e, quando esta se expande como consequência da atuação de determinados músculos, também se expandem os pulmões. Uma prova disso é que, quando se produz um pneumotórax e o pulmão deixa de ter contato com a caixa torácica, não importa o quanto a expandamos, o pulmão ficará retraído e o ar não entrará nele. Mas não só há músculos que permitem que o ar entre nos pulmões, como também há os que fazem que ele saia de forma forçada se tivermos que respirar de maneira intensa ou, por exemplo, se soprarmos para apagar uma vela ou encher um balão. Esses músculos responsáveis pela respiração deverão estar em bom estado, se forem utilizados de forma intensa para superar uma prova de média ou longa distância, como deverão estar os peitorais se pretendermos levantar 100 kg em supino reto. Para isso, é bom realizar exercícios de respiração, treinar regularmente e alongar tais músculos, de maneira que sua função seja o mais completa possível, e a expansão e o abaixamento da caixa torácica em cada ciclo respiratório sejam máximos e nos permitam utilizar mais ar e mais oxigênio. Por outro lado, é apropriado saber como respirar, e nesse ponto são várias as recomendações que podemos fazer para aqueles que tenham escolhido a corrida por afinidade, *hobby* ou, até mesmo, paixão:

■ Inspirar pela boca e pelo nariz e expirar da mesma forma, em geral em dois tempos, e usar como referência uma frequência específica de passadas. O mais habitual é usar um tempo 2/2, ou seja, que a inspiração se prolongue durante duas passadas e a expiração por outras duas.
■ Empregar a respiração abdominal, potencializando a ação do diafragma, o que permitirá aproveitar ao máximo a capacidade dos pulmões e obter uma quantidade maior de oxigênio em cada inspiração.

Esses são conselhos gerais que podem ser úteis, mas cada um pode encontrar as variações nos tempos e nas formas que melhor se adaptem a seu modo particular de ser e de correr.

Por último, tenha em mente que os alongamentos propostos a seguir são estáticos e que, consequentemente, devem ser realizados conforme as orientações estabelecidas no capítulo anterior.

95 | MÚSCULOS RESPIRATÓRIOS

Expansão da caixa torácica

INÍCIO
Coloque as mãos sobre o tronco, de maneira que as palmas fiquem aproximadamente sobre a última costela de cada lado. Mantenha o tronco perpendicular ao solo e respire de forma lenta, profunda e relaxada.

TÉCNICA
Realize uma inspiração profunda e coloque os dedos, com exceção dos polegares, por baixo das costelas. Solte o ar e procure manter a expansão da caixa torácica mediante a tração dos dedos, de maneira que as costelas não abaixem até sua posição original.

NÍVEL	SÉRIES	DURAÇÃO
INICIANTE	4	5 s
INTERMEDIÁRIO	5	8 s
AVANÇADO	5	10 s

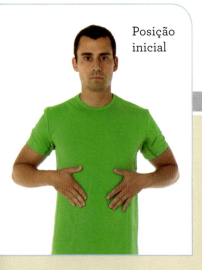

Posição inicial

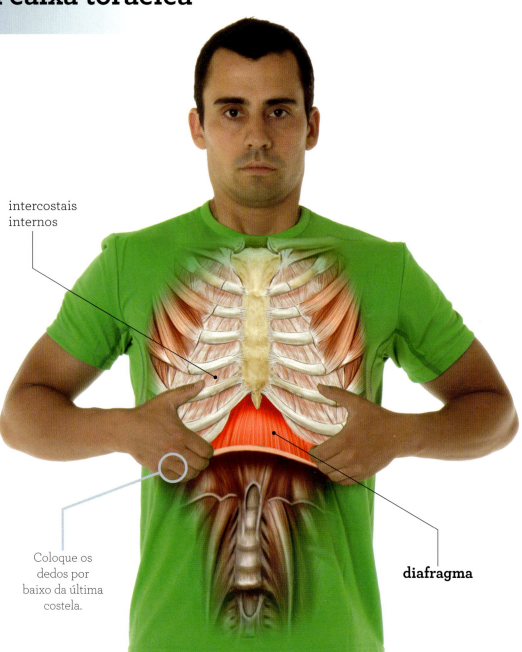

intercostais internos

Coloque os dedos por baixo da última costela.

diafragma

PRECAUÇÃO
Às vezes, por diversos motivos, pode ser difícil ou doloroso exercer tração com os dedos por baixo das costelas. Se for o seu caso, reduza a duração e a intensidade de cada série.

INDICAÇÃO
Para corredores de fundo e ultrafundo, pela especial importância da respiração em suas modalidades e pela incidência do diafragma nesta.

140 / Alongamentos para os músculos respiratórios

MÚSCULOS RESPIRATÓRIOS | 96

Tração de cotovelos assistida

NÍVEL	SÉRIES	DURAÇÃO
INICIANTE	3	20 s
INTERMEDIÁRIO	3	25 s
AVANÇADO	3	30 s

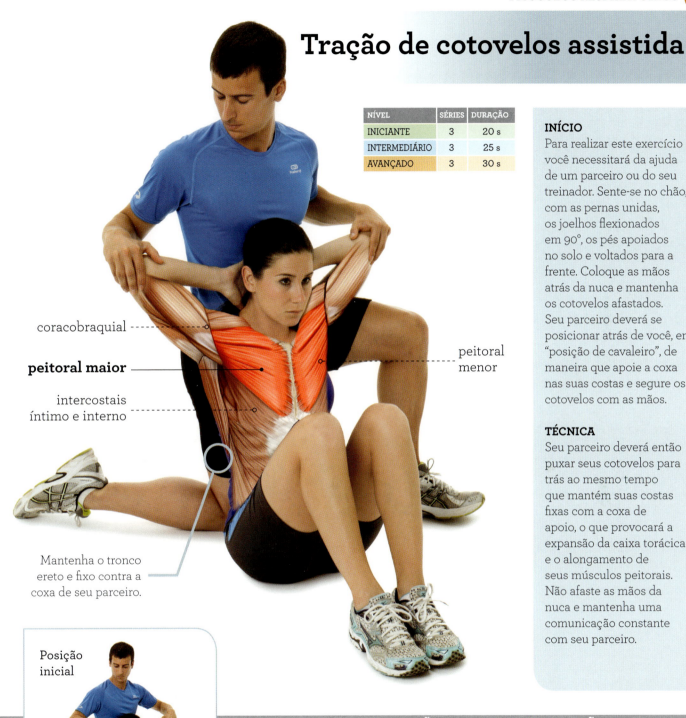

- coracobraquial
- **peitoral maior**
- intercostais íntimo e interno
- peitoral menor
- Mantenha o tronco ereto e fixo contra a coxa de seu parceiro.

Posição inicial

INÍCIO
Para realizar este exercício você necessitará da ajuda de um parceiro ou do seu treinador. Sente-se no chão, com as pernas unidas, os joelhos flexionados em 90°, os pés apoiados no solo e voltados para a frente. Coloque as mãos atrás da nuca e mantenha os cotovelos afastados. Seu parceiro deverá se posicionar atrás de você, em "posição de cavaleiro", de maneira que apoie a coxa nas suas costas e segure os cotovelos com as mãos.

TÉCNICA
Seu parceiro deverá então puxar seus cotovelos para trás ao mesmo tempo que mantém suas costas fixas com a coxa de apoio, o que provocará a expansão da caixa torácica e o alongamento de seus músculos peitorais. Não afaste as mãos da nuca e mantenha uma comunicação constante com seu parceiro.

PRECAUÇÃO
Assegure-se de que quem o ajuda realize o alongamento de forma lenta e esteja atento às suas instruções, para saber quando continuar alongando e quando interromper o exercício.

INDICAÇÃO
Para corredores e outros atletas, seja de modalidades únicas ou combinadas, que disputam provas de fundo e ultrafundo, como nadadores, ciclistas, atletas de marcha ou triatletas.

Alongamentos para os músculos respiratórios / 141

97 MÚSCULOS RESPIRATÓRIOS

Posição de nadador

INÍCIO
Posicione-se em pé, com o tronco ereto, e coloque os braços à sua frente em um ângulo de 90° com o tronco. Mantenha os cotovelos estendidos e coloque uma mão sobre a outra.

TÉCNICA
Tente levar as pontas dos dedos à frente sem deslocar o corpo. Para isso, terá que avançar os ombros, abaixar o tórax e alongar a parte superior das costas, onde notará a tensão do alongamento, que deverá ser mantida por alguns segundos.

Desloque as mãos para a frente.

romboides

redondo maior

serrátil anterior

Posição inicial

NÍVEL	SÉRIES	DURAÇÃO
INICIANTE	3	20 s
INTERMEDIÁRIO	3	25 s
AVANÇADO	3	30 s

PRECAUÇÃO
Este alongamento não apresenta dificuldade ou risco algum, portanto você deverá, unicamente, concentrar-se em avançar os ombros em relação à coluna até localizar a sensação de tensão na região superior das costas.

INDICAÇÃO
Para atletas de fundo e ultrafundo, sejam corredores, ciclistas, atletas de marcha, nadadores, triatletas ou praticantes de outras modalidades, pela incidência de uma respiração adequada em suas provas.

142 / Alongamentos para os músculos respiratórios

MÚSCULOS RESPIRATÓRIOS | 98

Tração das pernas

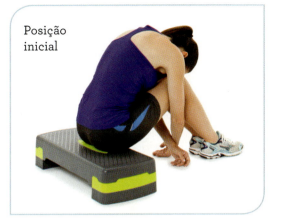

Posição inicial

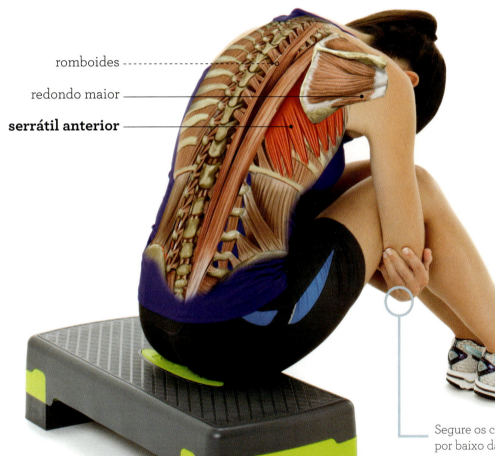

- romboides
- redondo maior
- **serrátil anterior**

Segure os cotovelos por baixo das coxas.

NÍVEL	SÉRIES	DURAÇÃO
INICIANTE	3	20 s
INTERMEDIÁRIO	3	25 s
AVANÇADO	3	30 s

INÍCIO
Sente-se sobre um apoio baixo, como um *step*, ou no chão. Flexione os joelhos em 90°, mantendo as pernas e os pés unidos. Incline o tronco para a frente até apoiar o tórax nas coxas e cruze as mãos por baixo delas.

TÉCNICA
Segure com cada mão o cotovelo oposto, por baixo das coxas, de maneira que estas sirvam de bloqueio. Puxe o corpo para trás até que os antebraços fiquem impedidos pelas coxas, o tórax abaixe e os ombros fiquem avançados em relação à região média da parte superior das costas.

PRECAUÇÃO
Apesar de este exercício não apresentar nenhum risco, existe uma probabilidade mínima de que você sinta algum desconforto na região lombar. Se for assim, troque este exercício pelo de posição de nadador (nº 97).

INDICAÇÃO
Para atletas de fundo ou ultrafundo, pela importância que a função respiratória tem no desempenho de suas modalidades. Incluem-se nesse grupo atletas de marcha, triatletas, ciclistas, maratonistas, nadadores de longas distâncias e corredores de *cross-country*.

Alongamentos para os músculos respiratórios / 143

99 MÚSCULOS RESPIRATÓRIOS

Inclinação lateral da cabeça

INÍCIO
Partindo da posição sentada ou em pé, coloque uma mão sobre a região superior do tórax e da clavícula. Esta mão deverá estar firme para servir de bloqueio e evitar a elevação da clavícula, de modo que você pode segurar o antebraço com a outra mão para exercer uma pressão maior.

TÉCNICA
Incline a cabeça para o lado oposto à clavícula sobre a qual pressiona e levante ligeiramente o queixo ao mesmo tempo. Ao realizar esse movimento, pressione simultaneamente com a mão apoiada sobre a clavícula, procurando evitar a elevação desta na medida do possível.

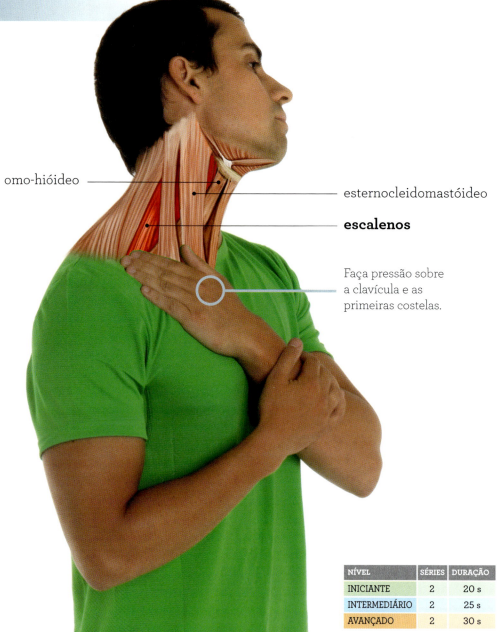

- omo-hióideo
- esternocleidomastóideo
- **escalenos**

Faça pressão sobre a clavícula e as primeiras costelas.

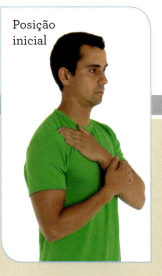

Posição inicial

NÍVEL	SÉRIES	DURAÇÃO
INICIANTE	2	20 s
INTERMEDIÁRIO	2	25 s
AVANÇADO	2	30 s

PRECAUÇÃO
Realize o movimento de forma bem lenta para sentir a tensão na região anterolateral do pescoço. Caso sinta dor na região cervical ou, até mesmo, instabilidade ou tontura, pare imediatamente o alongamento.

INDICAÇÃO
Para atletas que participam de treinamentos ou provas de fundo e ultrafundo, como atletas de marcha, maratonistas, triatletas, nadadores de longas distâncias, *skyrunners* e outros corredores de provas de resistência.

MÚSCULOS RESPIRATÓRIOS | 100

Elevação do queixo

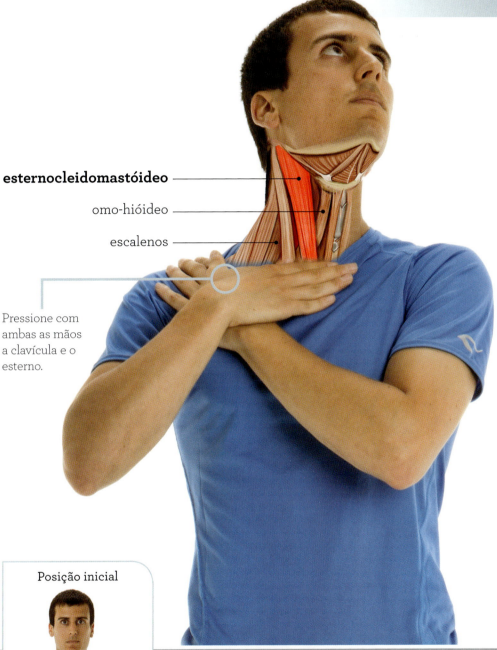

esternocleidomastóideo

omo-hióideo

escalenos

Pressione com ambas as mãos a clavícula e o esterno.

Posição inicial

INÍCIO
Coloque ambas as mãos cruzadas sobre o terço proximal de uma clavícula e a parte superior do esterno (manúbrio). Aplique pressão sobre essa região e mantenha o olhar à frente e o tronco ereto.

TÉCNICA
Eleve o queixo como se olhasse para o céu, ao mesmo tempo que gira ligeiramente o pescoço para o lado oposto ao local onde estão as mãos e aplica pressão com estas sobre a clavícula e o esterno. A tensão na região anterior do pescoço, que você notará rapidamente neste exercício, indicará que a execução está correta.

NÍVEL	SÉRIES	DURAÇÃO
INICIANTE	2	20 s
INTERMEDIÁRIO	2	25 s
AVANÇADO	2	30 s

PRECAUÇÃO
Diante de qualquer desconforto ou restrição aos movimentos na região cervical, vertigem ou enjoo, interrompa o alongamento.

INDICAÇÃO
Para atletas de resistência nos quais, pela natureza de sua modalidade, a intervenção da função respiratória seja determinante, como atletas de marcha, maratonistas, triatletas, nadadores, mergulhadores, ciclistas etc.

Alongamentos para os músculos respiratórios / 145

ROTINAS

Rotina básica para o aquecimento

Esta rotina inclui alguns dos alongamentos que você deve realizar no aquecimento prévio de qualquer prova de corrida que vá disputar ou de uma sessão intensa de treinamento. Como você provavelmente já deve saber, os alongamentos mais adequados para este momento são os dinâmicos, que devem ser realizados sempre após um aquecimento de trote em um ritmo bem leve durante 5-10 minutos.

7   pág. 36
CIRCUNDUÇÃO DE QUADRIL

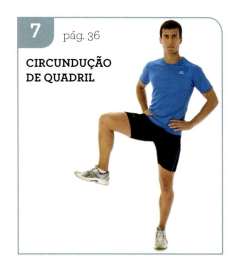

12   pág. 41
SLALOM

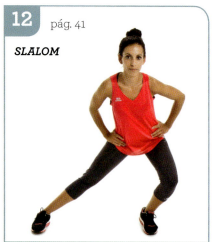

14   pág. 43
FLEXÃO DE QUADRIL ASSISTIDA

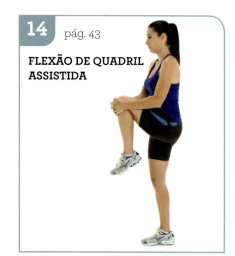

16   pág. 45
PASSO MILITAR

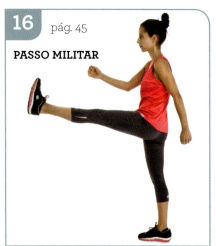

13   pág. 42
CIRCUNDUÇÃO DE TORNOZELO

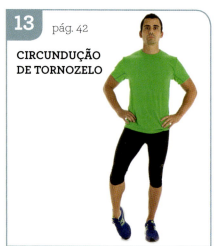

15   pág. 44
STEP

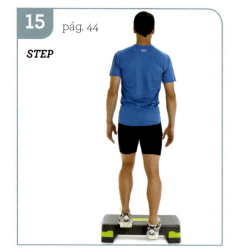

146 / Rotina básica para o aquecimento

ROTINAS

Rotina básica após treinamento

Esta rotina inclui alongamentos a serem realizados depois da prática esportiva, seja competitiva ou de treinamento.
É composta de alongamentos estáticos que contribuem para o relaxamento e a recuperação da musculatura que sofre uma fadiga maior durante as provas de corrida. Lembre-se de que depois de uma prática esportiva intensa ou moderada você deve evitar alongamentos máximos.

37 pág. 76
BORBOLETA ESTÁTICA
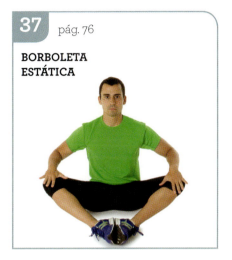

43 pág. 82
CRUZAMENTO POSTERIOR DO PÉ COM SUPORTE
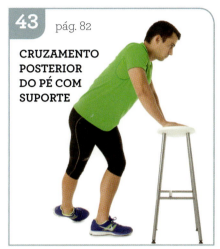

44 pág. 83
POSIÇÃO DE CAVALEIRO
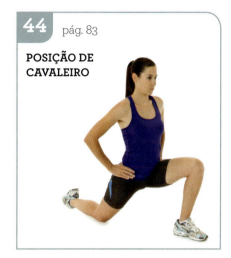

47 pág. 86
TRAÇÃO DE PERNA CRUZADA
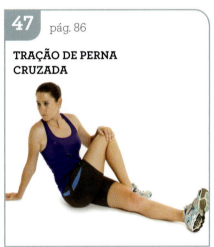

49 pág. 88
TRAÇÃO DE JOELHO EM DIREÇÃO AO TÓRAX
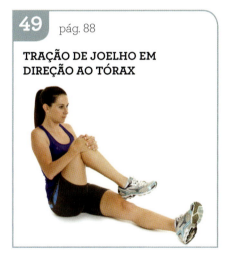

56 pág. 97
FLEXÃO DE JOELHO EM PÉ COM SUPORTE
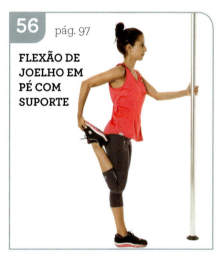

65 pág. 106
FLEXÃO UNILATERAL DE QUADRIL SENTADO
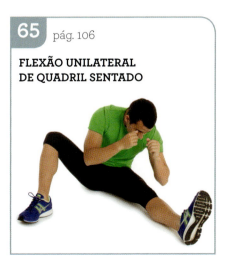

69 pág. 110
IMPULSÃO DE SUPORTE FIXO
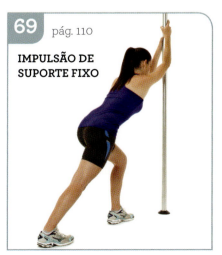

Rotina básica após treinamento / 147

ROTINAS

Rotina completa

Esta é uma rotina projetada para ser realizada em sessões específicas de flexibilidade, que você pode efetuar ao finalizar um treinamento leve ou em sessões isoladas e específicas para melhorar as amplitudes de movimento de determinadas articulações, caso em que deverá realizar um aquecimento prévio das regiões que serão alongadas.
É composta de exercícios estáticos que abarcam os principais grupos musculares envolvidos na corrida.

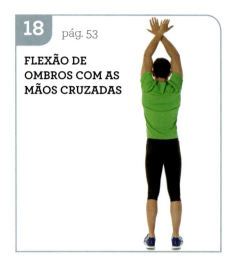

18 pág. 53
FLEXÃO DE OMBROS COM AS MÃOS CRUZADAS

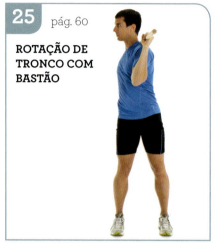

25 pág. 60
ROTAÇÃO DE TRONCO COM BASTÃO

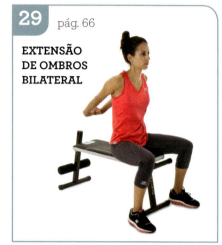

29 pág. 66
EXTENSÃO DE OMBROS BILATERAL

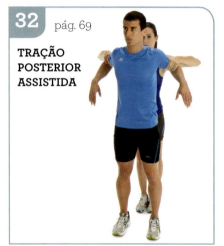

32 pág. 69
TRAÇÃO POSTERIOR ASSISTIDA

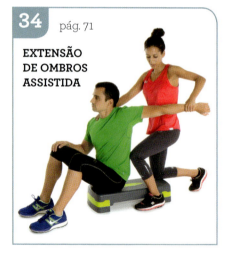

34 pág. 71
EXTENSÃO DE OMBROS ASSISTIDA

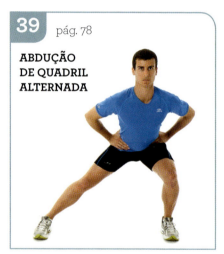

39 pág. 78
ABDUÇÃO DE QUADRIL ALTERNADA

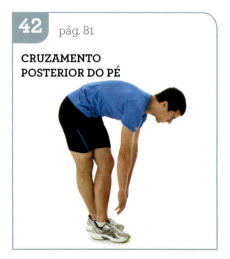

42 pág. 81
CRUZAMENTO POSTERIOR DO PÉ

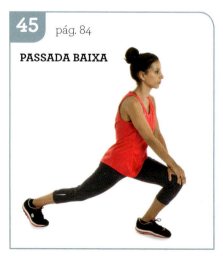

45 pág. 84
PASSADA BAIXA

49 pág. 88 TRAÇÃO DE JOELHO EM DIREÇÃO AO TÓRAX 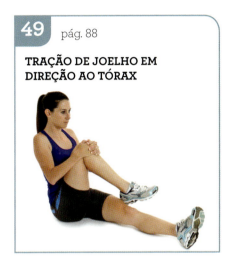	**55** pág. 96 FLEXÃO DE JOELHO EM DECÚBITO LATERAL 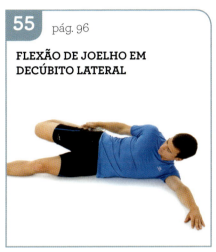	**57** pág. 98 POSIÇÃO DE CAVALEIRO COM TRAÇÃO 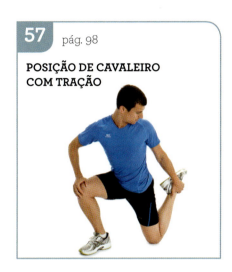
60 pág. 101 FLEXÃO DE QUADRIL COM SUPORTE 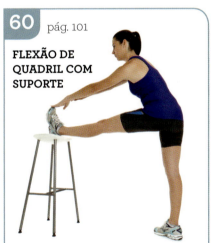	**73** pág. 114 TRAÇÃO BILATERAL COM TOALHA 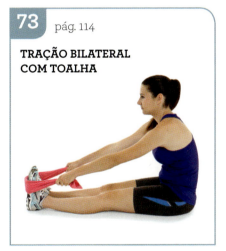	**82** pág. 123 ALONGAMENTO SENTADO COM A PERNA SOBRE A COXA 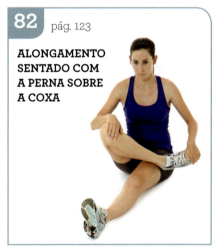
88 pág. 129 INVERSÃO DO TORNOZELO SENTADO 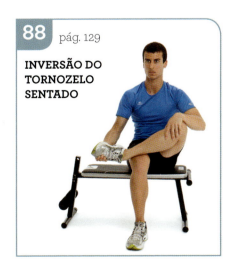	**95** pág. 140 EXPANSÃO DA CAIXA TORÁCICA 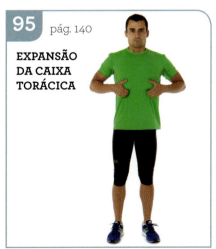	

Rotina completa / **149**

Índice de músculos

Adutor curto 36-37, 40-41, 74, 76-79
Adutor longo 8, 36-37, 40-41, 74, 76-79
Adutor magno 9, 36-37, 40-41, 74, 76-79
Bíceps braquial 8, 30, 33, 65, 68, 71
Bíceps femoral 9, 92-93
Coracobraquial 34, 66, 69, 71, 141
Deltoide 8, 30, 32-34, 51, 64, 66-69
Diafragma 139-140
Escalenos 8, 144-145
Esternocleidomastóideo 8-9, 144-145
Extensor dos dedos do pé 122-131
Extensor longo do hálux 122-128
Fibular curto 42, 93, 116, 118, 120-121, 129-131
Fibular longo 8-9, 42, 92-93, 115-121, 129-131
Fibular terceiro 93, 125-129
Fibulares 93
Flexor curto do dedo mínimo 132-135
Flexor curto do hálux 132-135
Flexor curto dos dedos 132-135
Flexor longo do hálux 115-121
Gastrocnêmio 8-9, 19, 24, 44, 92-93, 99, 101-102, 104-114
Gêmeos 8-9, 75, 89-91
Glúteo máximo 9, 18-19, 43, 45, 75, 80-82, 85-88
Glúteo médio 18, 31, 35, 40, 43, 75, 80-82, 85-88
Glúteo mínimo 31, 35, 40, 75, 80-82, 85-88
Grácil 8-9, 19, 36-37, 41, 74, 77-78, 92
Ilíaco 6, 32, 38, 74, 83-84, 94-98
Infraespinal 9, 64-65, 70
Intercostais internos 140-141
Intercostais íntimos 141
Latíssimo do dorso 9, 30-32, 34-35, 50-51, 53-57, 65, 72-73
Lumbricais do pé 132-135
Oblíquo externo 8-9, 35, 38-39, 50-51, 54-55, 58-63, 74
Oblíquo interno 8-9, 38-39, 50-51, 56, 58-63

Obturador interno 89-91

Omo-hióideo 8, 144-145

Pectíneo 8, 19, 41, 74, 76-79

Peitoral maior 8, 30, 33, 64-69, 71, 141

Peitoral menor 50, 67, 141

Piramidal 75, 89-91

Plantar 9, 99-108, 110-114

Poplíteo 45

Posteriores da coxa 18-19, 45, 75, 92, 99-106, 109

Psoas maior 19, 32, 38, 74, 83-84, 94-98

Psoas menor 74

Quadrado do lombo 39, 51, 59-63

Quadríceps femoral 18-19, 23, 74, 92, 94-98

Redondo maior 9, 51, 53-57, 64-65, 72-73, 142-143

Redondo menor 9, 51, 57, 64-65, 70

Reto do abdome 8, 32, 50-51, 58, 65

Reto femoral 92

Romboides 33, 52, 142-143

Sartório 8, 74, 83-84, 92, 94-98

Semimembranáceo 9, 92

Semitendíneo 9, 92-93

Serrátil anterior 8, 30, 51, 53, 142-143

Sóleo 8-9, 19, 44, 92-93, 107-121

Subescapular 65

Supraespinal 70

Tensor da fáscia lata 8-9, 19, 31, 35, 74, 80-82, 85-87, 92-93

Tibial anterior 8, 18, 42, 92-93, 122-128

Tibial posterior 19, 42, 115-121

Transverso do abdome 50-51

Trapézio 8-9, 25, 50, 52

Tríceps braquial 8-9, 64-65, 72-73

Vasto intermédio 92

Vasto lateral 92-93

Vasto medial 92

Bibliografia

Alter, Michael J.
Manual de estiramientos deportivos, 3.ed.
Madri: Ediciones Tutor, 1999.

Blazevich, Anthony.
Biomecánica deportiva. Manual para la mejora del rendimiento humano.
Badalona: Paidotribo, 2011.

Ferner, Helmut; Staubesand, Jochen.
Sobotta: Atlas de anatomía humana, 18.ed.
Madri: Editorial Médica Panamericana, 1982.

Fields, Karl B.; Burnworth, Craig M.; Delaney, Martha.
Should athletes stretch before exercise?, n.º SSE#104, 2009.
Disponível em: https://ce.gssiweb.com/Article_Detail.aspx?articleID=736.

Hislop, Helen J.; Montgomery, Jackeline.
Daniels & Worthingham: Técnicas de balance muscular, 7. ed.
Madri: Elsevier España, S.A., 2003.

Nelson, Russel T.; Bandy, William D.
*Eccentric Training and Static Stretching Improve Hamstring Flexibility
of High School Male*, n.º 39(3), 2004.
Disponível em http://www.ncbi.nlm.nih.gov/pmc/articles/PMC522148/#__ffn_sectitle.

Pereles, Daniel; Roth, Alan; Thomson, Darby JS.
*A Large, Randomized, Prospective Study of the Impact of a Pre-Run Stretch on the Risk of Injury in
Teenage and Older Runner.*
CAQ Sports Medicine, 2009.

Shrier, Ian.
"Does Stretching Improve Performance? A Systematic and Critical Review of the Literature."
Cin J Sport Med, vol. 14, n.º 5, 2004.

Vehm, David G.; Young, Warren B.
"Effects of running, static stretching and practice jumps on explosive force production and jumping
performance."
The Journal of Sports Medicine and Physical Fitness, vol. 43, n.º 1, 2003.